# DE LA TÊTE AUX PIEDS 从头到脚

## 那些使我们更强大的发明

### CES INVENTIONS QUI NOUS RENDENT PLUS FORTS

［法］弗洛伦斯·皮诺 / 著

［法］阿诺·内巴切 / 绘

曹雪春 / 译

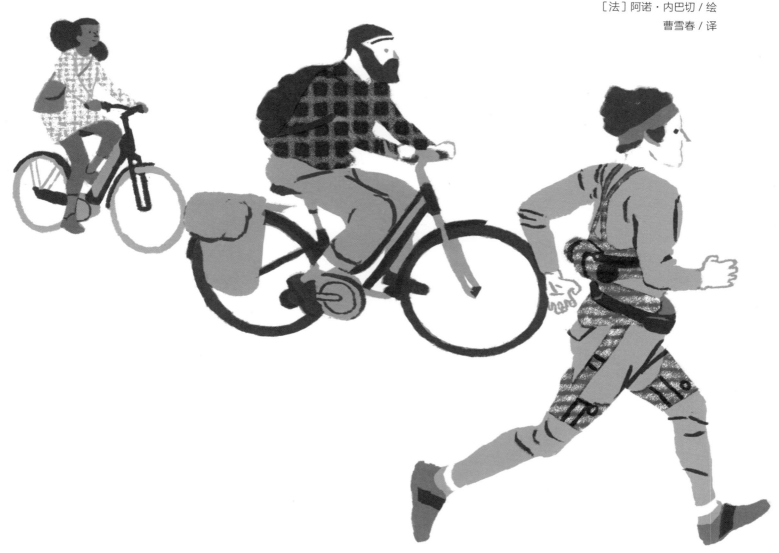

SPM
南方传媒 | 新世纪出版社
· 广 州 ·

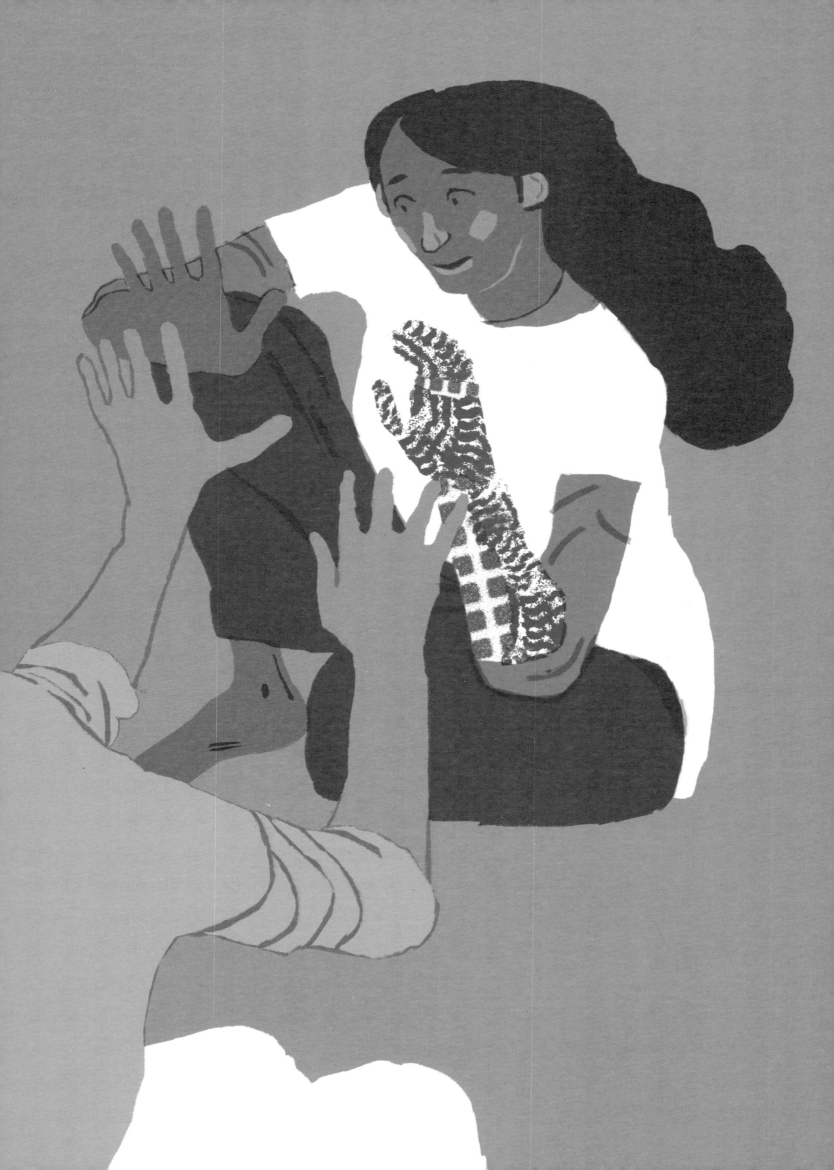

# 引 言

地球上有许多生物，而人类是其中更顽强、更强壮、速度更快的一种。自诞生以来，想方设法在地球上生存下去就成了人类生命中永恒的主题。

千百年来，发明家和科学家制造并改进了各种工具，产生了许多技术与发明。这些技术发明不仅可以保护我们免受食肉动物的攻击，还能在各类意外事故中保障我们的人身安全。相关专业人士逐渐在各领域占有一席之地：有的学会了为我们包扎伤口、治疗疾病；有的制造出各种机器，帮助我们走得更快、看得更远，让人与人之间的交流更加便捷。这些技术与发明将我们从头到脚武装起来，让我们变得更加强大。现在，一起来了解这些改善我们的生活、提高生活舒适度的精彩发明和绝妙想法吧！

**你将在本书中看到一些技术发明。有的发明目前已经投入使用，有的还暂存于对未来的美好愿景中。**

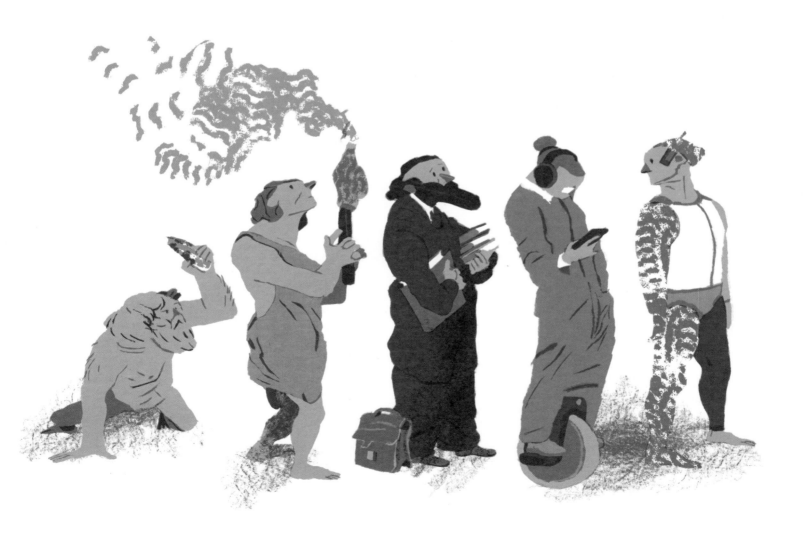

# 探索身体的奥秘

为了了解人体是如何运转的，为了帮助人类突破极限，科学家们研发出了各种各样的技术。随着科技的发展，他们不仅找到了治疗各种疾病的方法，制造了各种工具，帮助我们看得更清楚、走得更快，甚至还发明了各种机器，替代我们工作。每个人都可以用自己的方式发明创造，让我们变得更加强大。

## 显微镜

荷兰的眼镜制造商扎卡里亚斯·詹森发明了显微镜。后来，研究人员借助它发现了人体构成的奥秘：我们的身体由数十万亿个小小的细胞组成。肌肉、骨头、皮肤都是由极其微小的一个个细胞构成的。

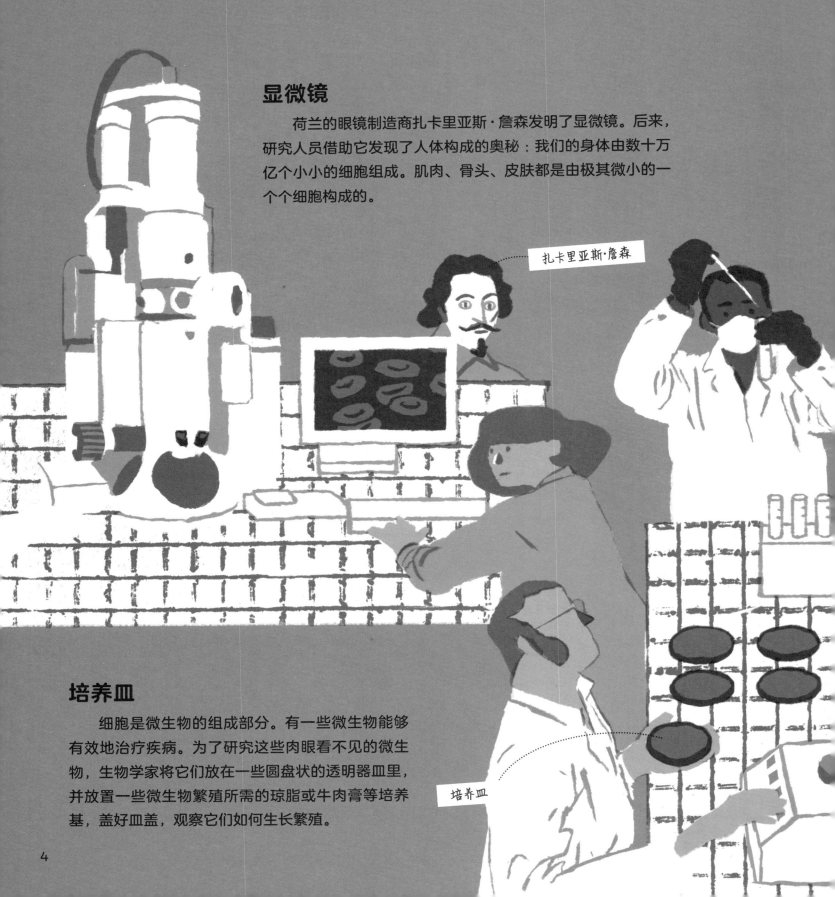

扎卡里亚斯·詹森

## 培养皿

细胞是微生物的组成部分。有一些微生物能够有效地治疗疾病。为了研究这些肉眼看不见的微生物，生物学家将它们放在一些圆盘状的透明器皿里，并放置一些微生物繁殖所需的琼脂或牛肉膏等培养基，盖好皿盖，观察它们如何生长繁殖。

培养皿

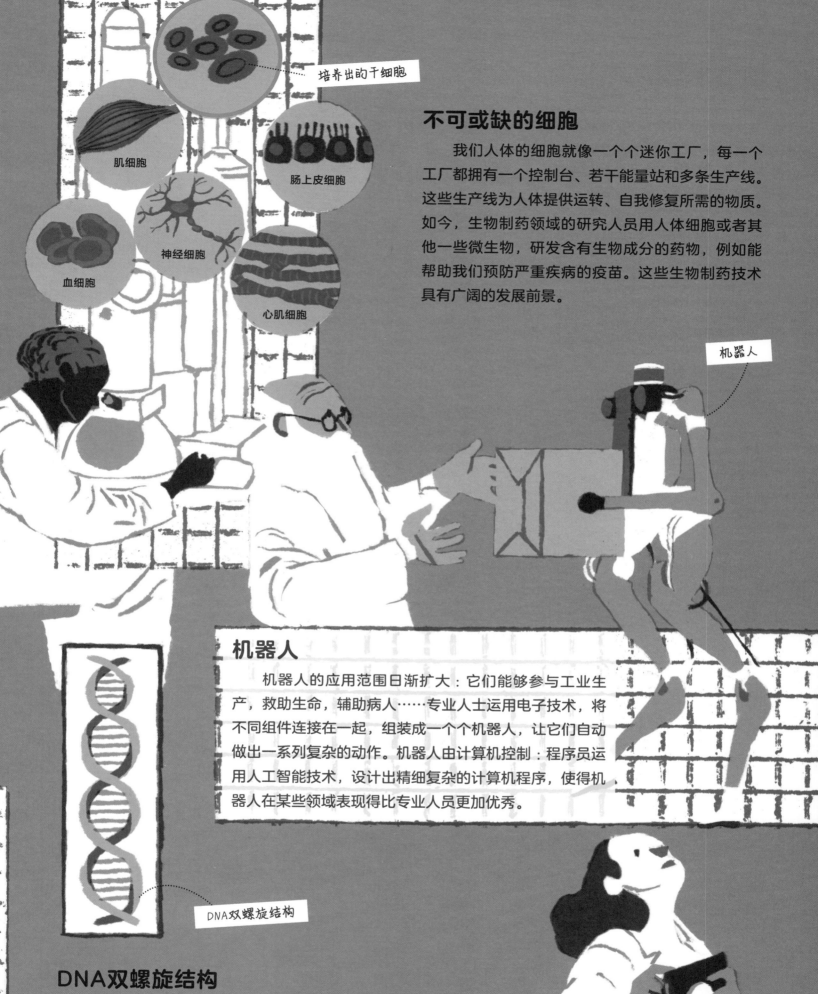

培养出的干细胞

肌细胞

肠上皮细胞

血细胞

神经细胞

心肌细胞

## 不可或缺的细胞

我们人体的细胞就像一个个迷你工厂，每一个工厂都拥有一个控制台、若干能量站和多条生产线。这些生产线为人体提供运转、自我修复所需的物质。如今，生物制药领域的研究人员用人体细胞或者其他一些微生物，研发含有生物成分的药物，例如能帮助我们预防严重疾病的疫苗。这些生物制药技术具有广阔的发展前景。

机器人

## 机器人

机器人的应用范围日渐扩大：它们能够参与工业生产，救助生命，辅助病人……专业人士运用电子技术，将不同组件连接在一起，组装成一个个机器人，让它们自动做出一系列复杂的动作。机器人由计算机控制：程序员运用人工智能技术，设计出精细复杂的计算机程序，使得机器人在某些领域表现得比专业人员更加优秀。

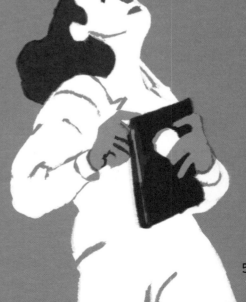

DNA双螺旋结构

## DNA双螺旋结构

还有一些研究人员致力于探索人体是如何在 DNA（脱氧核糖核酸）的指令下生长发育的。DNA 就像控制细胞的小程序，每个人从父母那里遗传到的小程序都不一样，这就是为什么人与人之间有着细微的差别。当这些小程序出错时，科学家就会研究如何修复它。

# 我们渴望拥有……

随着时间的推移，人类积累了越来越多的经验智慧，变得越来越富有创造力。然而，许多动物在某些方面比人类优秀得多，它们天生具有我们想要拥有的某种能力，如灵敏的嗅觉、极快的奔跑速度、超常的视力、惊人的憋气时长……

## 狗的嗅觉

嗅觉是狗最发达的感官之一。它们的嗅觉敏感度是人类的 1200 倍左右。它们甚至可以嗅到很多天前留下的气味。这就是为什么在意外事故发生后，我们需要在搜救犬的帮助下，追踪线索、寻找伤员。

## 蝎子的顽强生命力

蝎子是一种生命力非常顽强的小动物。它们在冰箱里度过一晚也毫发无伤，甚至可以抵抗核爆炸产生的辐射。当面临食物短缺的困境时，它们会降低自身新陈代谢的速度，蛰伏起来，等待猎物的到来。它们甚至可以连续一年不摄入任何食物。

## 猎豹的速度

猎豹全力奔跑时的速度可达 110 千米 / 时。而世界上最优秀的短跑运动员之一博尔特，百米内奔跑的最快瞬时速度也只能达到 44.72 千米 / 时，猎豹比他快一倍多。

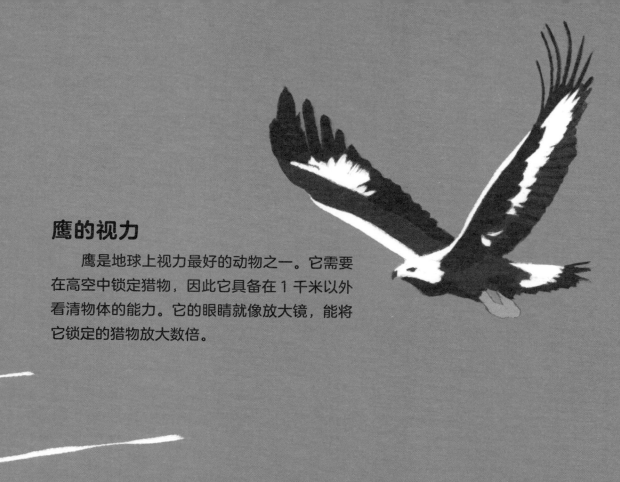

## 鹰的视力

　　鹰是地球上视力最好的动物之一。它需要在高空中锁定猎物，因此它具备在 1 千米以外看清物体的能力。它的眼睛就像放大镜，能将它锁定的猎物放大数倍。

## 鲸的呼吸

　　鲸和人类一样都是哺乳动物，都需要用肺呼吸，但有些鲸可以在水中长时间屏住呼吸。

　　憋气最久的鲸是柯氏喙鲸，它们长得有点像海豚。这种鲸最长可以潜入海里持续 3 个多小时不换气，而人类在水下憋气的最高纪录是 24 分钟零 3 秒。

# 永远追求
# 更快、更远！

近三个世纪以来，科学家们想方设法提高各领域的科技水平，不断追求更快的速度，不断探索未知，去往更深、更高、更远的地方。在他们的努力下，人类已经成功实现了在月球上行走的目标。目前人类正在探索火星，还成功地向火星发射了令人不可思议的火星探测器。

## 深海潜水器

这种专门用于潜入深海的潜水器需要承受来自四面八方的强大水压。电影《泰坦尼克号》的导演詹姆斯·卡梅隆曾搭乘精密的潜水器，成功抵达马里亚纳海沟约 1.1 万米深的深海区域。

世界上第一艘深海潜水器是由瑞士发明家奥古斯特·皮卡尔发明的。1948 年，他在达喀尔（塞内加尔的首都）附近的海域开启了他的第一次潜水试验，并成功潜入 1380 米处的深海。早在 1931 年，这位狂热的发明家就曾搭乘悬挂在高空气球上的密封舱升空，并打破了人类升空海拔的世界纪录。基于同样的原理，他设计了一个球状的钢制潜水舱，将潜水舱挂在一个浮力球上，待下潜到海底后靠浮力上升。

埃尔热创作的著名漫画《丁丁历险记》中的向日葵教授，其原型就是奥古斯特·皮卡尔。

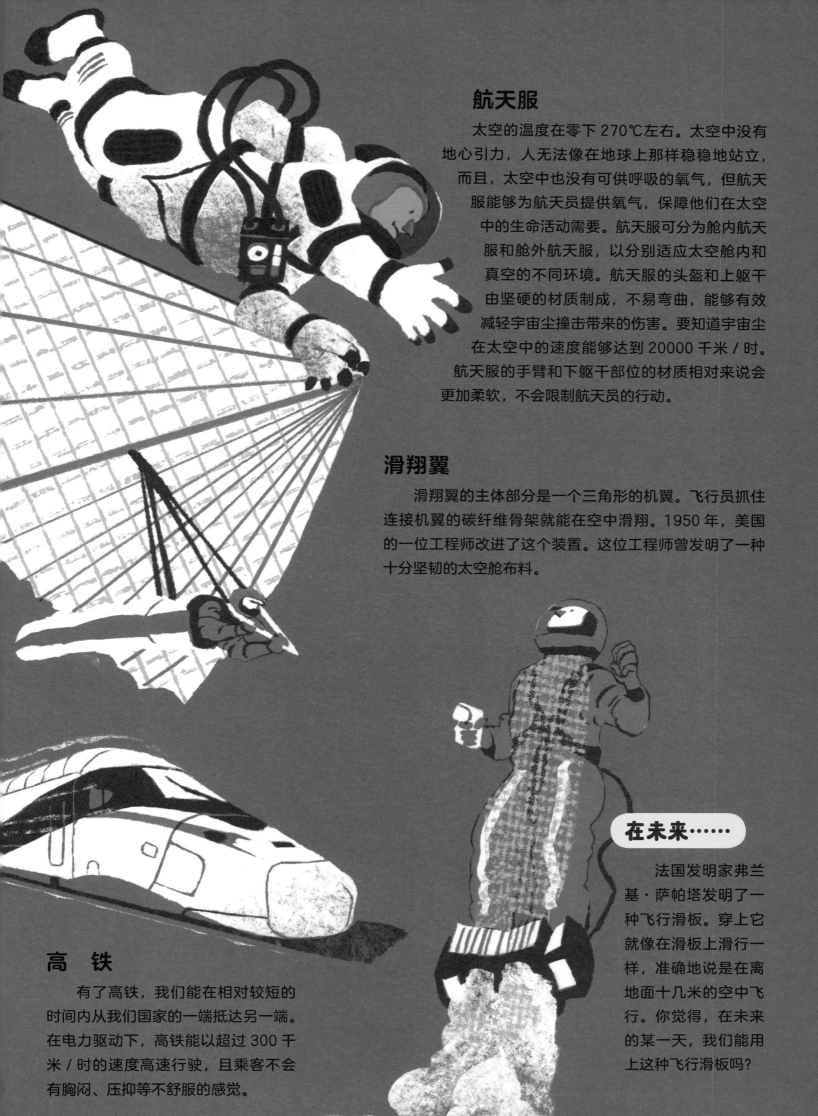

## 航天服

太空的温度在零下270℃左右。太空中没有地心引力，人无法像在地球上那样稳稳地站立，而且，太空中也没有可供呼吸的氧气，但航天服能够为航天员提供氧气，保障他们在太空中的生命活动需要。航天服可分为舱内航天服和舱外航天服，以分别适应太空舱内和真空的不同环境。航天服的头盔和上躯干由坚硬的材质制成，不易弯曲，能够有效减轻宇宙尘撞击带来的伤害。要知道宇宙尘在太空中的速度能够达到20000千米/时。航天服的手臂和下躯干部位的材质相对来说会更加柔软，不会限制航天员的行动。

## 滑翔翼

滑翔翼的主体部分是一个三角形的机翼。飞行员抓住连接机翼的碳纤维骨架就能在空中滑翔。1950年，美国的一位工程师改进了这个装置。这位工程师曾发明了一种十分坚韧的太空舱布料。

### 在未来……

法国发明家弗兰基·萨帕塔发明了一种飞行滑板。穿上它就像在滑板上滑行一样，准确地说是在离地面十几米的空中飞行。你觉得，在未来的某一天，我们能用上这种飞行滑板吗？

## 高 铁

有了高铁，我们能在相对较短的时间内从我们国家的一端抵达另一端。在电力驱动下，高铁能以超过300千米/时的速度高速行驶，且乘客不会有胸闷、压抑等不舒服的感觉。

# 看看我的头，
# 这就是我的模样！

头部是最容易将一个人与他人区别开来的部位。头部是由颅部和面部共同组成的。人的颅部和面部形状、大小各异，有的人是长脸，有的人是圆脸，有的人是金发，有的人是黑发。科学家们发明了数不清的头部装备，用来保护或修饰我们的头部。

### 遮阳帽或毛线帽

我们的头顶对温度非常敏感。如果酷热的阳光直接照射到头皮上，我们可能很快就会感到头痛，这时候就需要戴一顶遮阳帽保护头部。相反，天冷的时候，身体的热量会从头部散发出去。所以，在寒冷地区生活的人们发现戴一顶毛线帽是维持身体热量极好的方法。

### 假　发

假发这种头部饰品已经存在了好几个世纪，它能够掩饰头部病理性的脱发问题，还能完美地遮掩秃头。不过，有的人戴假发单纯是想换个发型。

## 头 盔

大脑是一个非常脆弱的器官。20 世纪 30 年代，一位美国军人被证实死于大脑损伤，因为他的头部在一场摩托车事故中遭到了撞击。后来，美国军队为了保护军人的头部，研制了一款由软木制成、覆盖防水帆布的头盔，并从 1941 年起正式装备部队。今天的摩托车头盔和滑雪板所用到的材料非常相似，大多由碳纤维和玻璃纤维制成，且头盔内侧充满有弹性的填充物，这对于撞击能起到良好的缓冲作用。

### 在未来……

如今，头盔拥有了一项新功能：刺激头发生长。这种头盔内装有二极管，它能向头皮投射低能量的激光。这种激光能刺激毛囊，促使头发从毛囊内长出。在未来，这项技术有望更安全有效地帮助易脱发人群改善毛发生长。

## 人脸识别

人脸识别技术能够通过识别人脸来确定他们的身份。系统会提取人脸的器官形状、特征，对人脸进行建模。它的工作原理和指纹识别有些相似。这项技术会自动扫描人脸，识别身份。无须设置复杂的密码，房屋主人就能轻松解锁开门。用户也能安全登录个人的信息系统。人脸识别技术还能从照片或视频图像中查找人脸，并与人脸数据库进行比对，快速识别身份。当然，人脸识别系统无法识别背影。

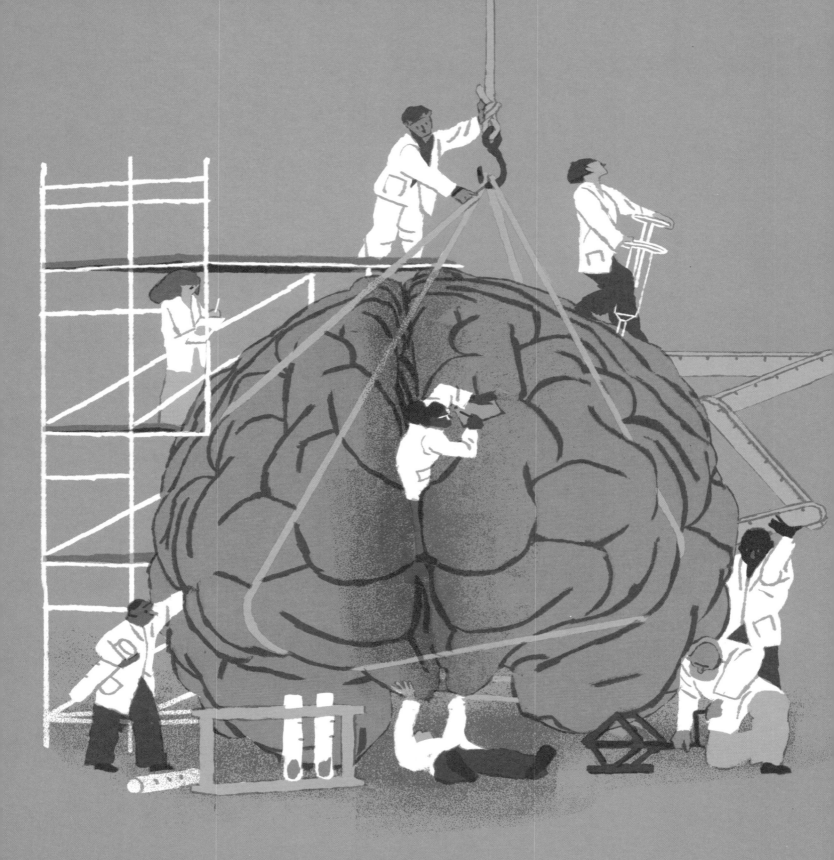

# 我有一个大脑

当我们用大脑思考问题时，大脑中成千上万的神经元便联结起来，形成思维回路。大脑还通过神经元支配肌肉的运动，让人们进行各种活动。神经元之间的能量传递使我们能够背诵文本、想象一场寻宝游戏，或是高高跳起。研究人员一直在探索，试图揭开更多有关大脑的谜底，以便更好地开发这台神奇的"机器"。

## 助眠头带

当我们感到疲倦时，大脑就会启动睡眠机制。但是有时候，它也可能启动失败。这时，我们就需要用数羊、听舒缓的音乐等方法来帮助自己入睡。人们还发明了许多助眠工具，例如有一款呼吸灯，它能散发柔和的光晕，让用户放松心情，进入睡眠状态；还有一款名为"入梦"的助眠头带，它会通过骨传导发送白噪音，诱导大脑快速进入睡眠状态。

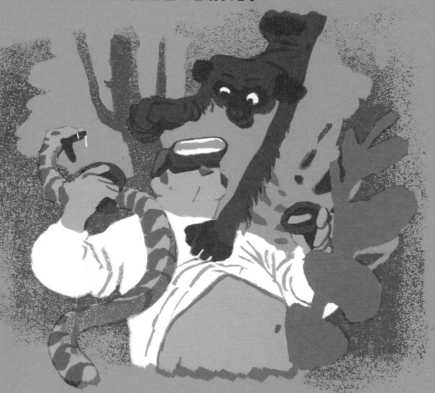

## VR头显

我们的感官能将周围的一切事物，比如图像、声音、气味等，传递给大脑。VR头显的全称是虚拟现实头戴式显示设备，它将全景图像和立体声音完美结合，让我们沉浸在游戏世界，甚至另一个"宇宙"中。数字手环则能够捕捉我们的运动轨迹，让图像和声音随着我们的动作自然变化。戴上 VR 头显真的会让我们感觉身处另一个世界！

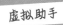

虚拟助手

## 游戏疗法

认知游戏能够有效地刺激大脑，甚至可以用于辅助治疗某些疾病。游戏疗法也叫"功能性游戏"，能够提高大脑的专注力、记忆力，同时增强我们对周围事物的理解能力。它能够帮助改善注意力障碍，辅助治疗阿尔茨海默病等疾病。

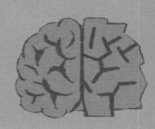

## 在未来……

脑机接口公司 Neuralink 试图在大脑中植入极小的电极，将大脑和计算机连接起来。这个项目如果成功，将显著提高人类在各领域的成绩。植入脑中的电极会发出微小的生物电流，刺激神经回路。在未来，这个项目也许能够用来治疗一些脑部疾病。

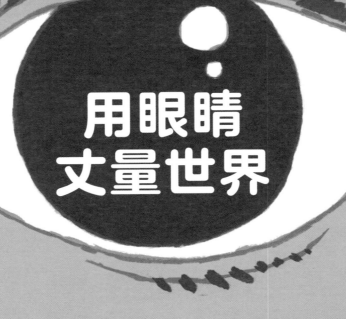

# 用眼睛丈量世界

照相机的工作原理与眼睛的成像原理类似。眼前景象反射的光线通过晶状体聚焦，在眼球底部的视网膜上成像，再由视网膜传递给大脑。大脑处理相关信息后，我们才能认出眼前的事物。除了红外线、紫外线和X射线以外，我们的眼睛能够看到绝大部分颜色。

## 望远镜

借助望远镜，我们能够看清远处的景象。望远镜的原理和放大镜类似，但是望远镜的功能更加强大。它装有两块或多块透镜，能够将看到的景物放大数倍。虽然我们只能透过望远镜看到远处的一小块景物，但视野中的景物十分清晰。

皮质圆框眼镜
（16世纪）

## 眼　镜

大约在13世纪，世界上多个国家都发明出了眼镜。中国的眼镜由放大镜演变而来，意大利的医生则研究了凸透镜和凹透镜对不同视力问题的影响。通过调节透镜的厚度，不同视力的人都能够清晰地看见眼前的景象。

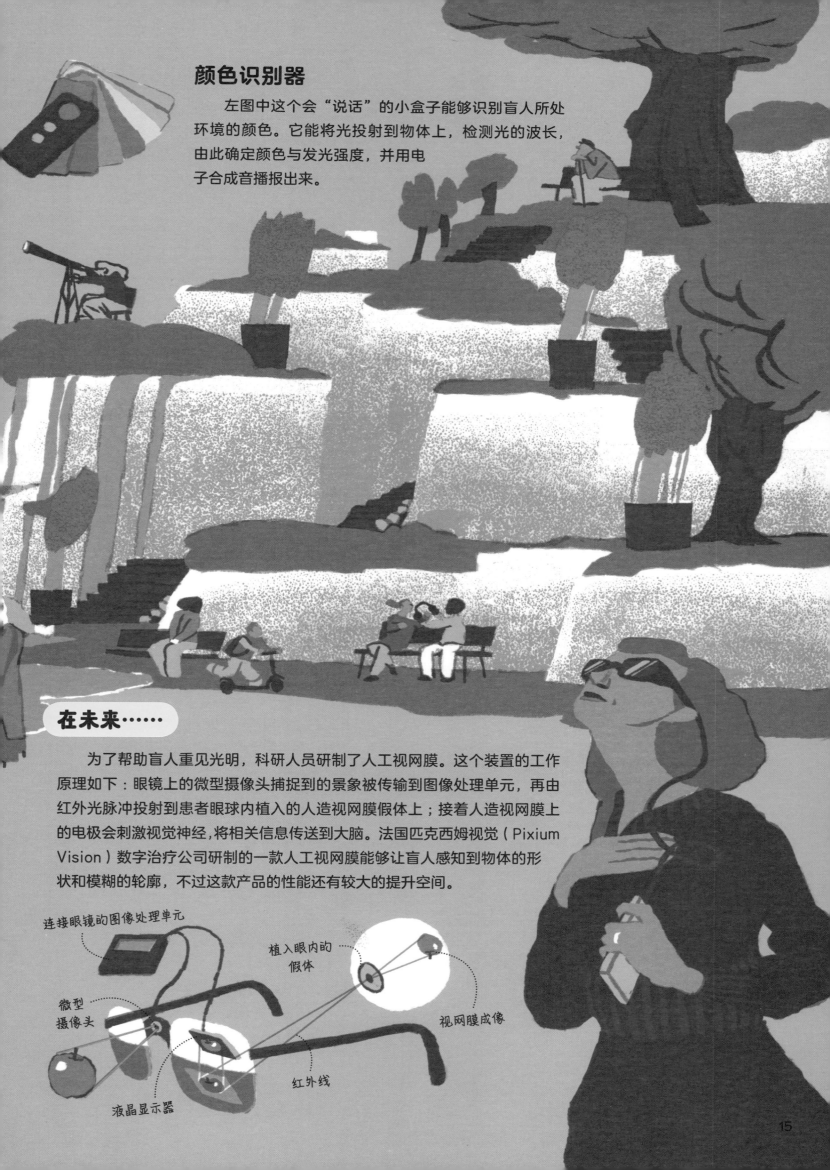

## 颜色识别器

左图中这个会"说话"的小盒子能够识别盲人所处环境的颜色。它能将光投射到物体上，检测光的波长，由此确定颜色与发光强度，并用电子合成音播报出来。

**在未来……**

为了帮助盲人重见光明，科研人员研制了人工视网膜。这个装置的工作原理如下：眼镜上的微型摄像头捕捉到的景象被传输到图像处理单元，再由红外光脉冲投射到患者眼球内植入的人造视网膜假体上；接着人造视网膜上的电极会刺激视觉神经，将相关信息传送到大脑。法国匹克西姆视觉（Pixium Vision）数字治疗公司研制的一款人工视网膜能够让盲人感知到物体的形状和模糊的轮廓，不过这款产品的性能还有较大的提升空间。

连接眼镜的图像处理单元

植入眼内的假体

微型摄像头

视网膜成像

红外线

液晶显示器

15

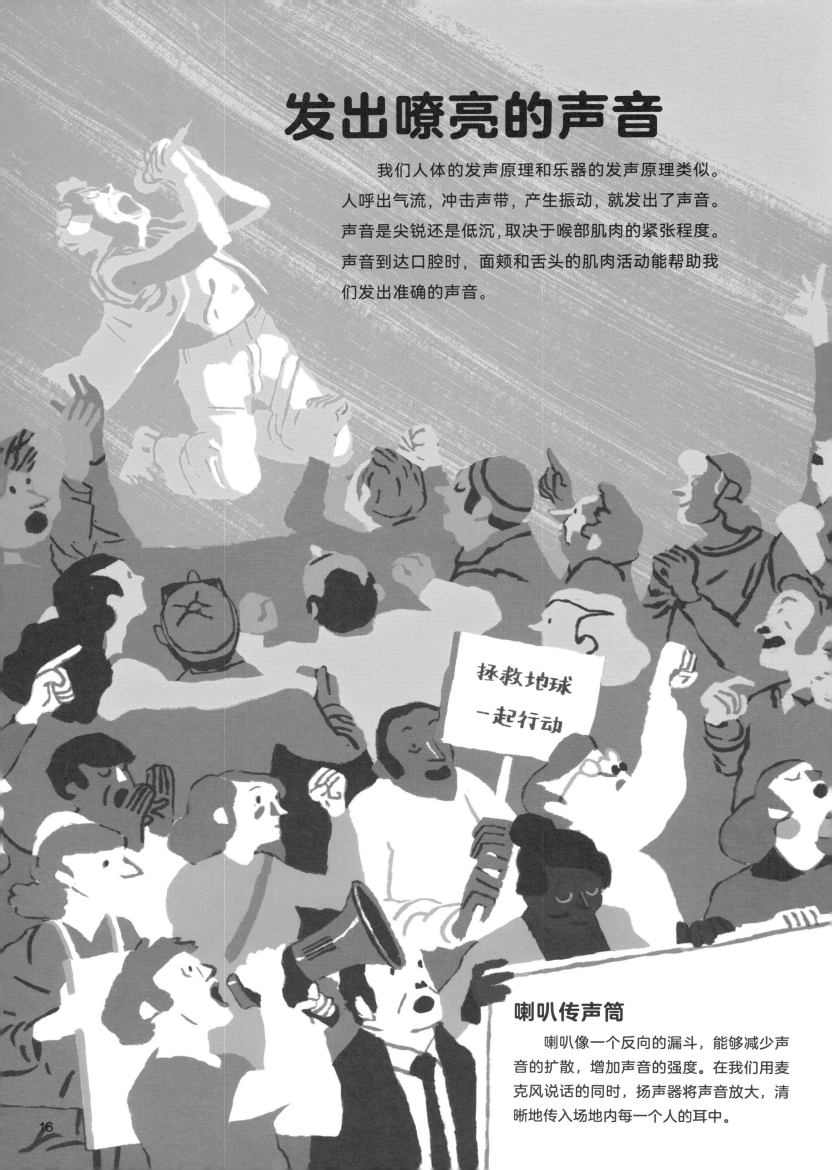

# 发出嘹亮的声音

我们人体的发声原理和乐器的发声原理类似。人呼出气流，冲击声带，产生振动，就发出了声音。声音是尖锐还是低沉，取决于喉部肌肉的紧张程度。声音到达口腔时，面颊和舌头的肌肉活动能帮助我们发出准确的声音。

**拯救地球
一起行动**

## 喇叭传声筒

喇叭像一个反向的漏斗，能够减少声音的扩散，增加声音的强度。在我们用麦克风说话的同时，扬声器将声音放大，清晰地传入场地内每一个人的耳中。

## 超声波

超声波的波长极短，人耳无法识别波长过短的声音。然而，蝙蝠能利用超声波在黑暗中辨别方向。蝙蝠发出的超声波遇到障碍物后会反弹回来，它能通过分析反弹的超声波传递的信息来避开障碍物。

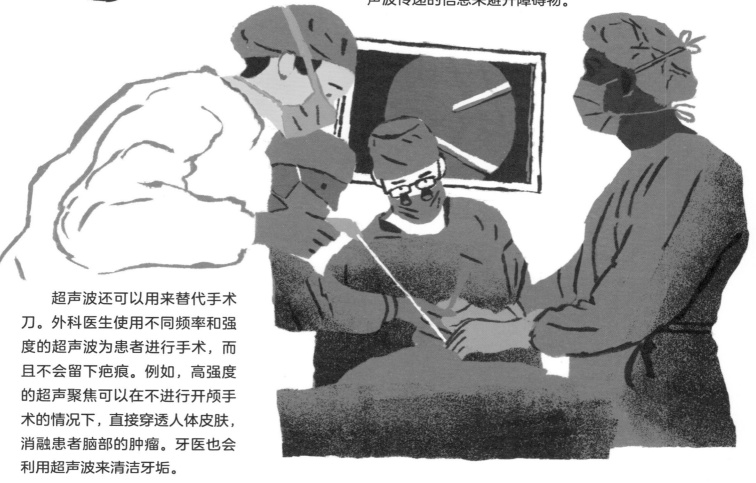

超声波还可以用来替代手术刀。外科医生使用不同频率和强度的超声波为患者进行手术，而且不会留下疤痕。例如，高强度的超声聚焦可以在不进行开颅手术的情况下，直接穿透人体皮肤，消融患者脑部的肿瘤。牙医也会利用超声波来清洁牙垢。

## 言语治疗师

一些存在语言障碍的患者有发音困难或诵读困难等问题。言语治疗师的职责就是通过纠正他们的发音，让他们更好地表达自己的想法，帮助他们改善语言沟通能力。

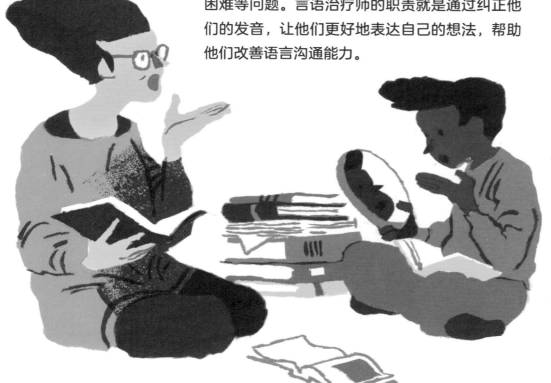

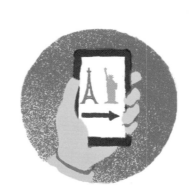

## 语音翻译助手

我们去其他国家旅游时，可能需要用到语音翻译助手。它能作为我们的随身翻译，将我们说的话实时转换成另一种语言。只要我们将想说的话对着手机说一遍，它就会自动将我们说的话用电子合成音翻译出来。

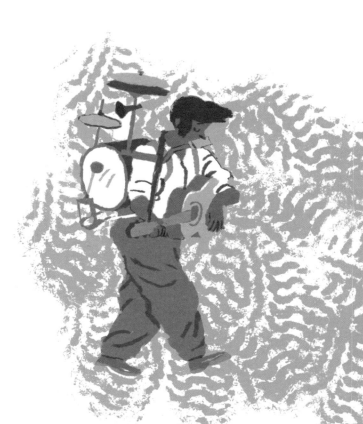

# 听，世界的声音！

声音就是物体振动产生的声波。声波进入耳道后振动鼓膜，位于中耳的三块听小骨把振动信号放大，传送到内耳。内耳的小纤毛将振动携带的声音信息传递给听觉神经，听觉神经再将其传递给大脑，大脑就感知到了声音。

### 老式的号角状助听器

号角状助听器起源于 17 世纪。它像一个反向的喇叭筒，将四周的声音聚集起来传入我们耳中。这样就能放大声音，让我们听得更清楚。

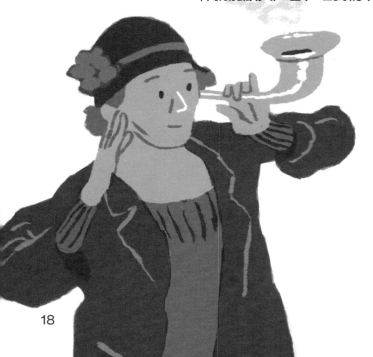

### 助听设备

目前市面上有多款专为听力障碍人群设计的助听器，它们会分析周围的声音，选择性地放大人声和音乐声，忽略背景杂音。助听器还能识别超声波，并将它传递给大脑，这样我们就能像蝙蝠一样"听"到超声波了。不过，我们既然发不出超声波，自然也无从知晓超声波的含义。

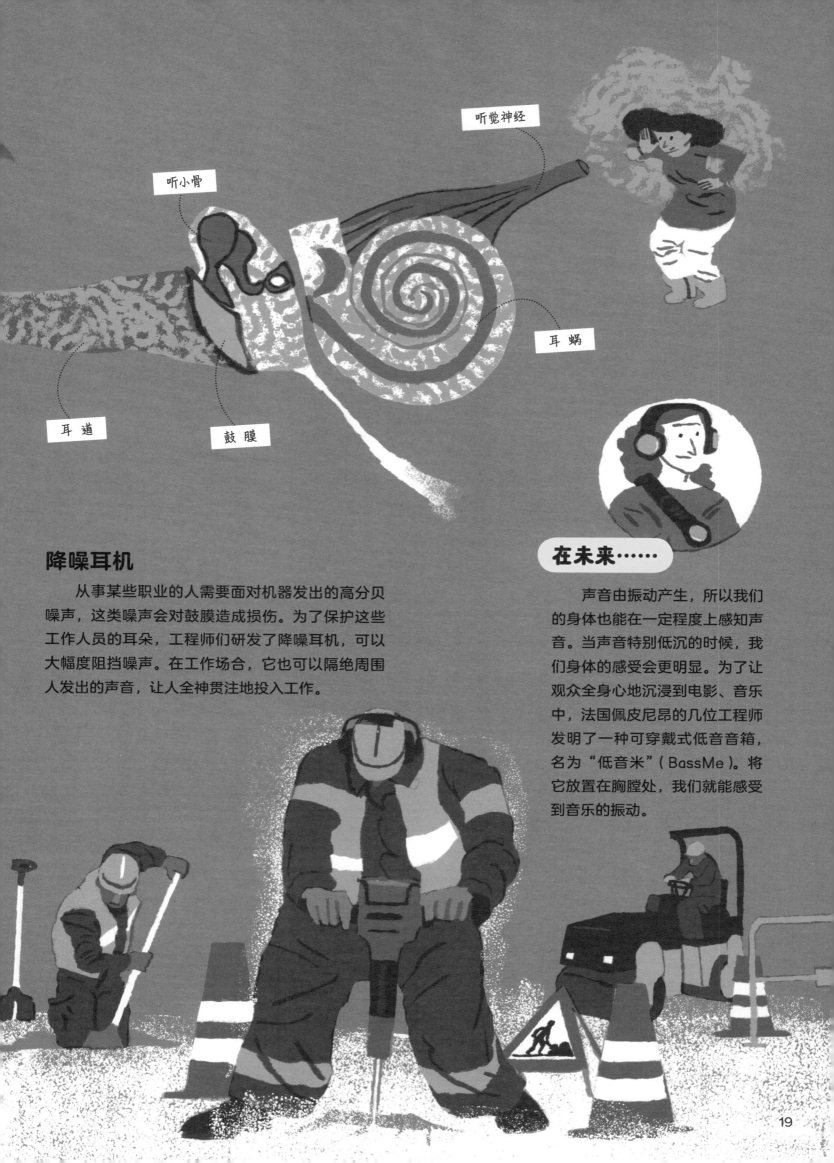

听觉神经

听小骨

耳蜗

耳道

鼓膜

## 降噪耳机

从事某些职业的人需要面对机器发出的高分贝噪声，这类噪声会对鼓膜造成损伤。为了保护这些工作人员的耳朵，工程师们研发了降噪耳机，可以大幅度阻挡噪声。在工作场合，它也可以隔绝周围人发出的声音，让人全神贯注地投入工作。

**在未来……**

声音由振动产生，所以我们的身体也能在一定程度上感知声音。当声音特别低沉的时候，我们身体的感受会更明显。为了让观众全身心地沉浸到电影、音乐中，法国佩皮尼昂的几位工程师发明了一种可穿戴式低音音箱，名为"低音米"（BassMe）。将它放置在胸膛处，我们就能感受到音乐的振动。

## 仿生机械手臂

有些人患上疾病或遭遇事故后，需要截掉一只或两只手臂。21世纪的仿生机械手臂配备的控制装置能够感知来自大脑的神经冲动，从而驱动机械手臂做出想做的动作。一些仿生机械手臂的外形非常漂亮，比如电子游戏《合金装备》的美术团队亲自为英国年轻人詹姆斯·扬设计了一款极具未来感的机械手臂。

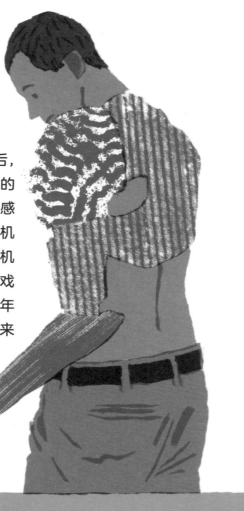

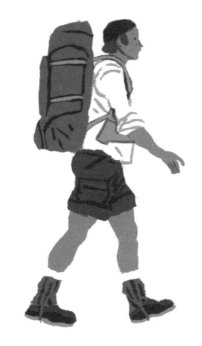

## 减重背包

摩洛哥发明家研发了一款背包，可以将肩膀承受的重量分担到胯部，从而减轻斜方肌和手臂的负担。背上它，人会感觉整个背包的重量只有原来的十分之一。儿童文具品牌 Kid'Abord 目前在出售同样设计原理的书包。

## 乐高假肢

西班牙男孩大卫·阿吉拉尔在10岁时用乐高为自己拼了一副假肢，替代他天生残缺的右前臂。之后，他又用乐高直升机玩具上的零件设计了一款更结实又美观的假肢。大卫目前正在学习航天工程，他希望能制作出更加精致的假肢。

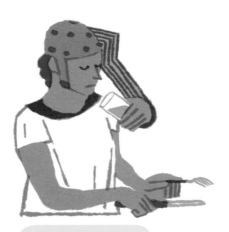

**在未来……**

日本研究员开发了一个能够让人拥有"第三只手"的系统。为了证实人是否能同时控制三只手，在实验中，志愿者被要求在使用两只手的同时，戴上头盔，用思想控制机械手臂。这个实验让人联想到《机械战警》这部电影。

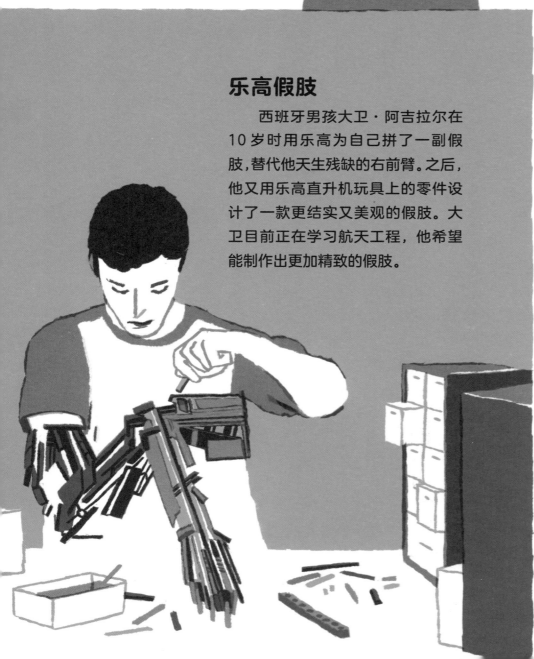

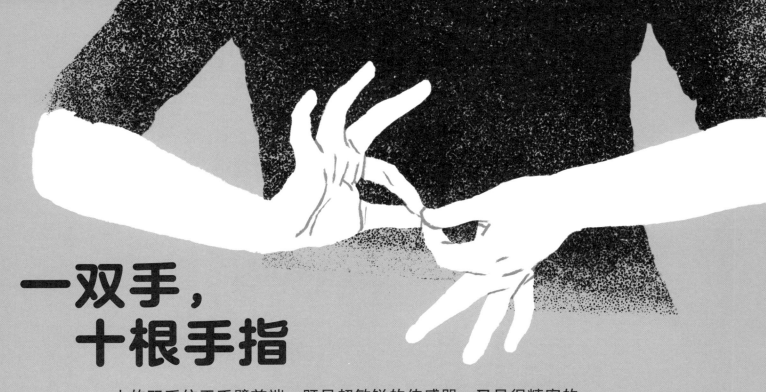

# 一双手，
# 十根手指

　　人的双手位于手臂前端，既是超敏锐的传感器，又是很精密的工具。我们能够用手指做出极其细微的动作，这是人类区别于绝大多数动物的标志之一。但是，我们的双手同样非常脆弱，需要我们在工作时好好保护它们。

### 防护手套

　　自中世纪起，为了防止在工作中被灼烧或者受伤，专业人士就已经开始佩戴手套了。最初，手套是为保护驯隼者或用芦苇编制器具的工匠的双手而发明的，所以手套一般是皮制的，而且很厚。防护手套还用于隔绝高温、化学产品，防止撞击或者锋利物品伤害手部。如今，还出现了用凯芙拉纤维、聚乙烯纤维等材料制成的手套，它们更加坚韧耐磨。

（注：中世纪是欧洲历史上的一个时代，时间大概从公元 4 或 5 世纪至 15 世纪。）

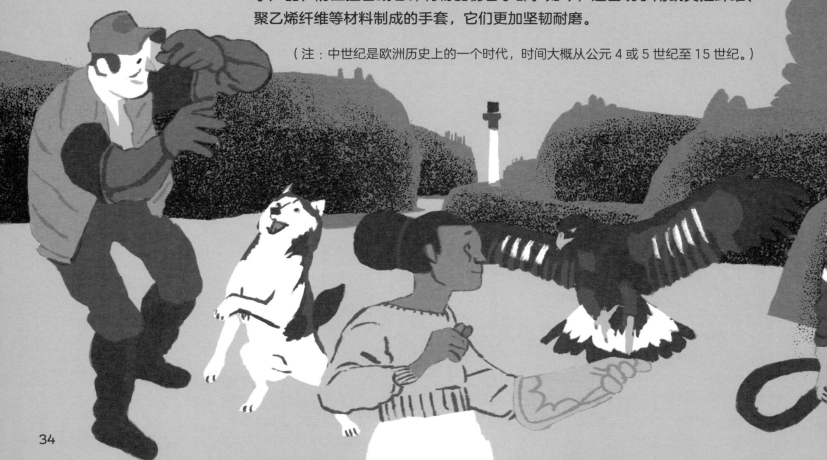

## 外科手术机器人

为了保证手术的顺利实施，有些过于精密复杂的外科手术会由配备摄像头和传感器的机器人完成。手术过程中，外科医生紧盯着控制屏幕，操控手术机器人。法国外科手术机器人"罗沙一号"（ROSA One）可以实施脊柱手术这类对精确性要求极高的外科手术，且能够保证较高的成功率。

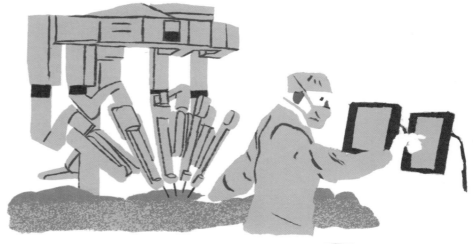

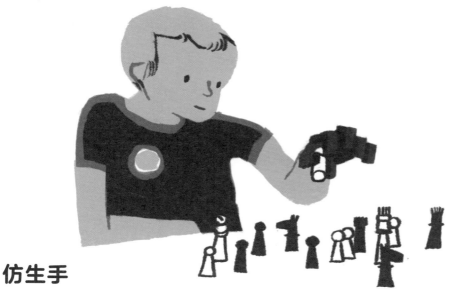

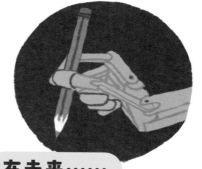

### 在未来……

世界各地的科学家都在研发拥有灵敏触觉的人造皮肤。这种电子合成皮肤内置传感器。这为未来研发从手掌到指尖都拥有灵敏触觉的仿生手提供了技术支持。这项技术也有助于提高机器人对周围环境变化的敏感程度，增强它们的反应能力。

## 仿生手

仿生手中的微型计算机连接着前臂肌肉，当大脑向手发出动作指令时，计算机接收到前臂传来的信息，就会驱动仿生手移动手指，抓握物品。法国小男孩奥克桑德出生时就没有左手，2019 年春季，他的左臂安上了仿生手，由此成为法国第一位配备这种机械手的人。他的手由 413 块配件组成，被命名为"英雄的手臂"。

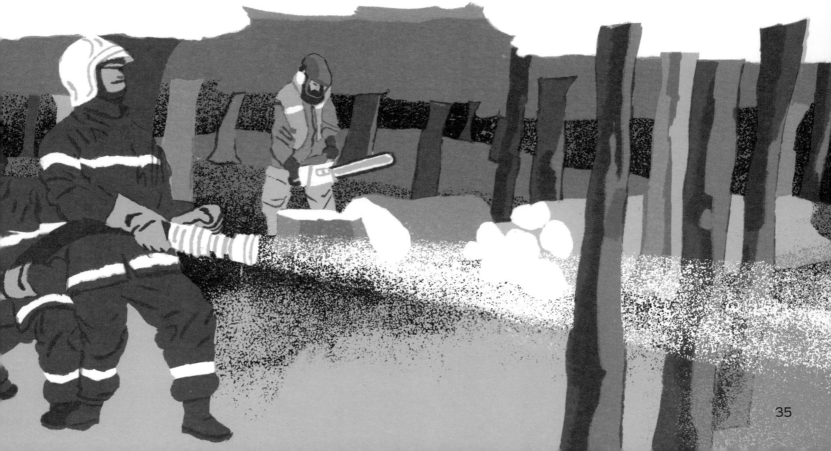

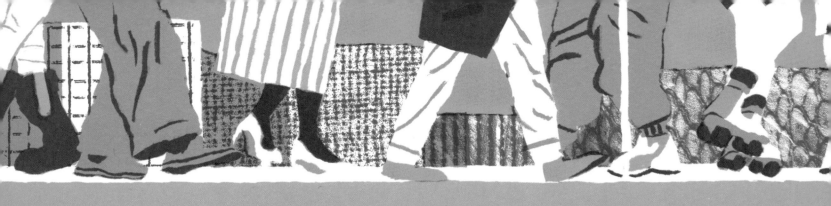

# 尽情向前奔跑

我们的双腿不论长短、强壮还是瘦弱，都是我们用来行走的重要部位。成年人双腿的平均长度将近其身高的一半。步行时，我们以平均 1 米 / 秒（相当于 3.6 千米 / 时）的速度移动。

## 电动自行车

1895 年，美国人奥格登·博尔顿申请了第一项电动自行车的专利。这款自行车的后轮轮毂上安装了电池，蹬着它上坡时会更轻松。今天，自行车电池已经变得十分轻便小巧，电动自行车也走进了千家万户。

奥格登·博尔顿
发明的电动自行车

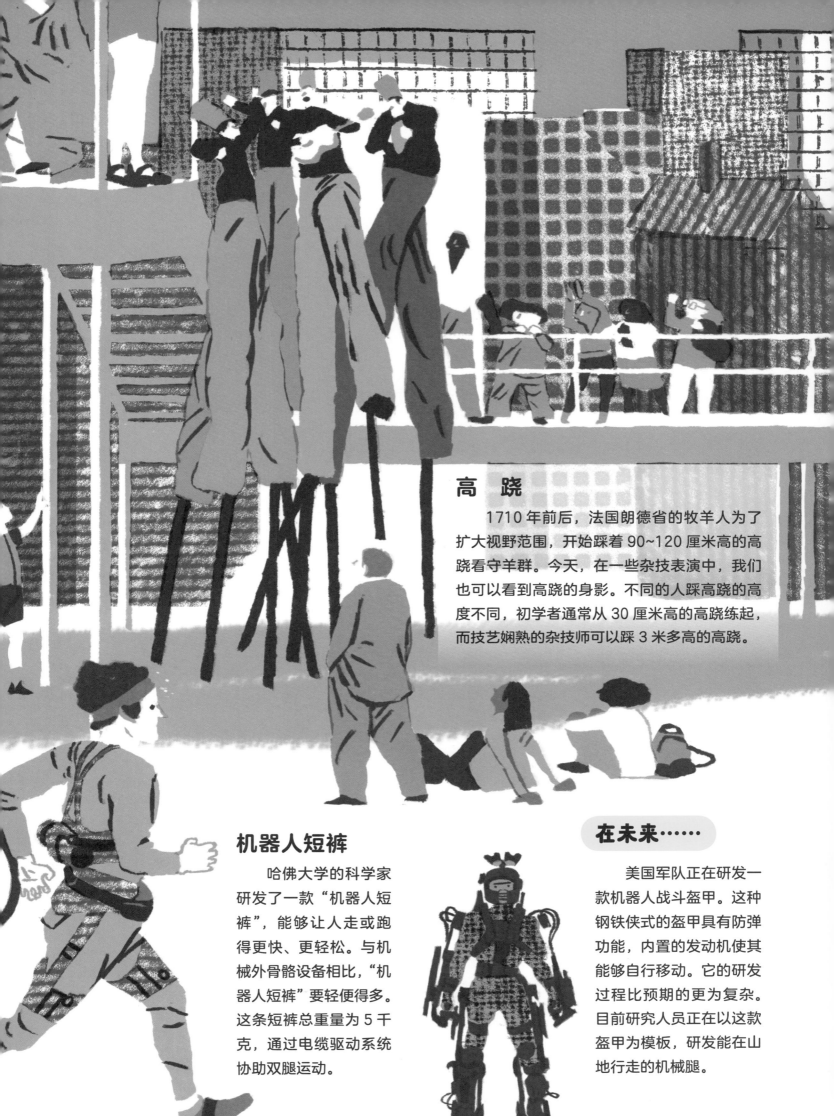

## 高跷

1710 年前后，法国朗德省的牧羊人为了扩大视野范围，开始踩着 90~120 厘米高的高跷看守羊群。今天，在一些杂技表演中，我们也可以看到高跷的身影。不同的人踩高跷的高度不同，初学者通常从 30 厘米高的高跷练起，而技艺娴熟的杂技师可以踩 3 米多高的高跷。

## 机器人短裤

哈佛大学的科学家研发了一款"机器人短裤"，能够让人走或跑得更快、更轻松。与机械外骨骼设备相比，"机器人短裤"要轻便得多。这条短裤总重量为 5 千克，通过电缆驱动系统协助双腿运动。

## 在未来……

美国军队正在研发一款机器人战斗盔甲。这种钢铁侠式的盔甲具有防弹功能，内置的发动机使其能够自行移动。它的研发过程比预期的更为复杂。目前研究人员正在以这款盔甲为模板，研发能在山地行走的机械腿。

# 荣光在我脚下

当我们站立时，双脚承受着整个身体的重量，同时我们用肌肉和脚趾维持身体平衡。脚对于我们的身体十分重要，但我们却远远没有认识到这一点，比如，法国的俗语"像脚一样笨"，说明了人们对脚的轻视。既然脚对于我们的身体行动如此重要，那么，如何让我们的双脚更加强大呢？

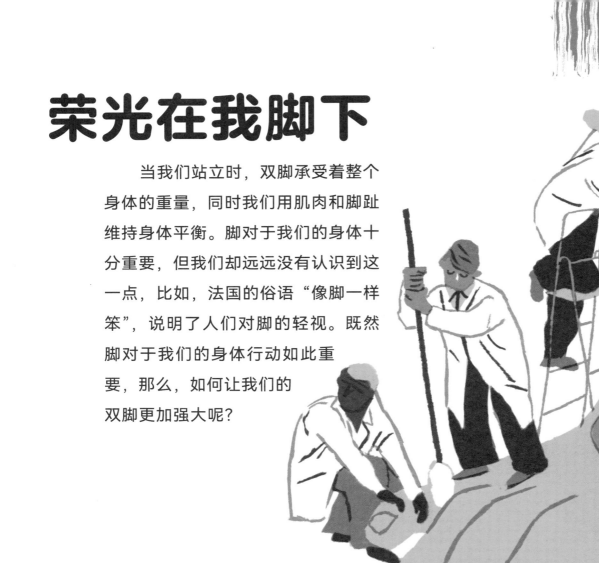

## 电动平衡车

只要站上这辆双轮或独轮车，我们就能快速移动。电动平衡车通过加速度传感器检测骑手姿态的变化，从而更好地适应骑手的动作，使骑手能够在任何速度下保持平衡，并且始终保持稳定，即使是停下来也是如此。如果要前进，骑手只需将身体向前倾；若是要减速或停车，骑手就要将身体往后仰。世界上第一辆电动平衡车早在1951年就已问世。今天，电动平衡车的速度最快可以达到20千米／时。

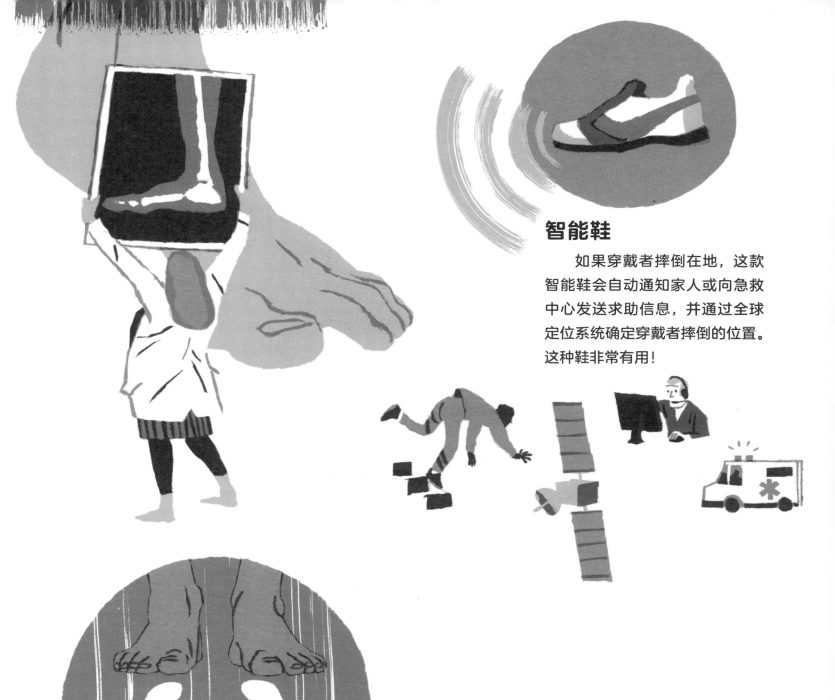

## 智能鞋

如果穿戴者摔倒在地，这款智能鞋会自动通知家人或向急救中心发送求助信息，并通过全球定位系统确定穿戴者摔倒的位置。这种鞋非常有用！

## 足印分析

调整鞋垫可以缓解一些足病引起的身体病痛。只要患者站在足印分析仪器上，仪器就会显示出患者双脚的哪些部位承担了身体的重量，还会根据情况提出矫正建议。

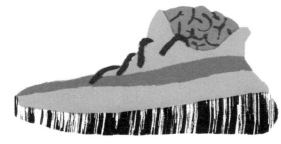

在未来……

3D 打印出来的运动鞋会适应我们脚部的形状，并自动松紧鞋带。鞋子还配备了传感器，可以根据要进行的运动类别，调整鞋子对脚施加的压力，改变鞋子的松紧程度。

# 皮肤，是保护我们的盔甲

皮肤覆盖着我们全身，遍布从头到脚的每一个部位。如果我们将全身的皮肤平铺在地上，它的面积大概能达到 2 平方米。皮肤不仅将我们包裹起来，保护我们的肌肉和器官不受外界的伤害，还能使我们感觉到被抚摸，感知到淋浴时水的温度等。无论细腻还是粗糙，皮肤都有灵敏的触觉，是保护我们的强大器官。

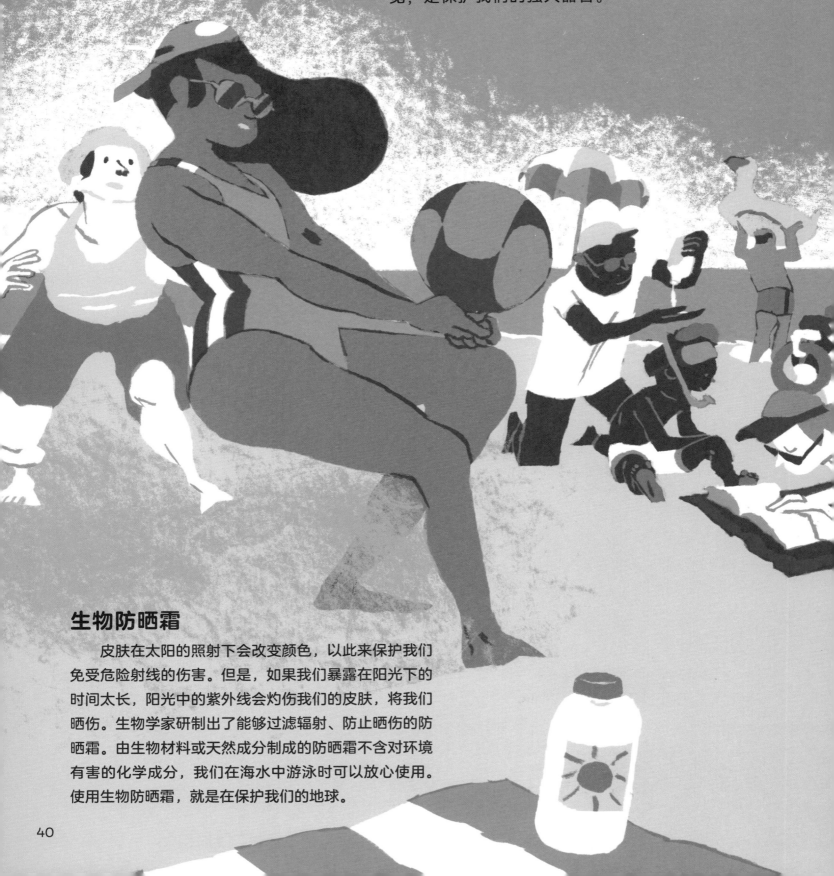

## 生物防晒霜

皮肤在太阳的照射下会改变颜色，以此来保护我们免受危险射线的伤害。但是，如果我们暴露在阳光下的时间太长，阳光中的紫外线会灼伤我们的皮肤，将我们晒伤。生物学家研制出了能够过滤辐射、防止晒伤的防晒霜。由生物材料或天然成分制成的防晒霜不含对环境有害的化学成分，我们在海水中游泳时可以放心使用。使用生物防晒霜，就是在保护我们的地球。

## 人造皮肤

　　从 2019 年开始，科学家已经能够打印并且培养人造皮肤，这种人造皮肤看起来和我们的皮肤相差无几。首先，他们使用 3D 打印机打印一块人造皮肤，然后让它像植物一样生长。3 周后，这块皮肤若已发育良好或成熟，便可以移植到患者身上。这种皮肤可以用来覆盖烧伤患者的伤口，帮助伤口愈合。

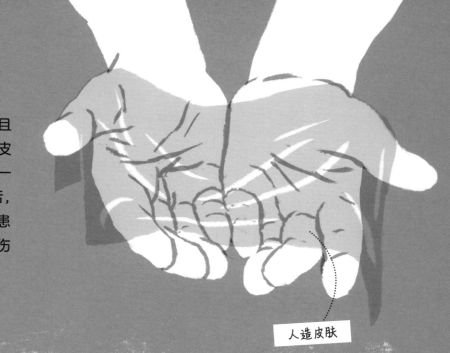

人造皮肤

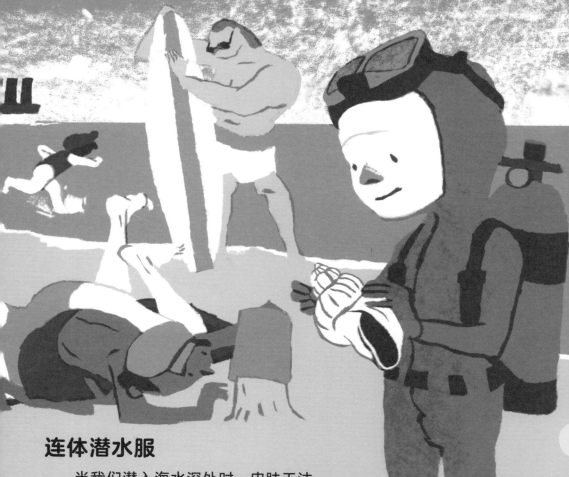

## 连体潜水服

　　当我们潜入海水深处时，皮肤无法隔绝冰冷的海水。1953 年，法国马赛的一名潜水员发明了等温潜水服。这种潜水服由橡胶制成，穿上身会紧贴皮肤，但会容许少量水进入潜水服，通过与人体皮肤的接触后升温，从而起到保温作用。今天的潜水服通常是由涤纶覆盖的氯丁橡胶制成的，完全不透水，保温效果极佳。

## 在未来……

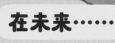

　　美国陆军正在开发一种由新型塑料"聚乙烯"制成的战斗头盔和装甲。这种材料的强度是钢的 14 倍，质量却只有钢的八分之一。因此，这套装备能够有效阻挡子弹，将成为特种部队真正的"魔法皮肤"。

41

# 微生物无处不在

我们的体表和体内充满了微生物，它们生活在我们的口腔中、肠胃里、皮肤表面等各个部位。其中大部分微生物是无害的，有一些微生物还能促进消化。目前，科学家已经知道如何消灭大部分对身体有害的微生物，并开始利用对健康有益的微生物来治疗我们的疾病。

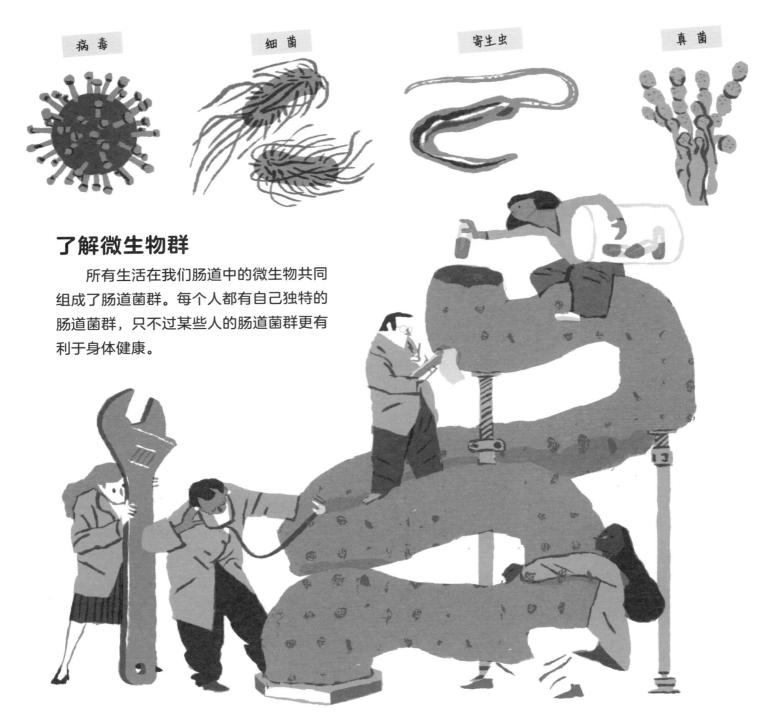

病毒

细菌

寄生虫

真菌

## 了解微生物群

所有生活在我们肠道中的微生物共同组成了肠道菌群。每个人都有自己独特的肠道菌群，只不过某些人的肠道菌群更有利于身体健康。

## 能帮助减肥的细菌

在身形偏瘦、身体健康人群的肠道菌群中，某些种类的细菌数量更多，而这些细菌在病患或肥胖者的肠道中数量很少。嗜黏蛋白阿克曼菌就属于这类细菌。医生发现，当他们把嗜黏蛋白阿克曼菌注入肥胖患者的肠道中后，患者的体重就开始下降。

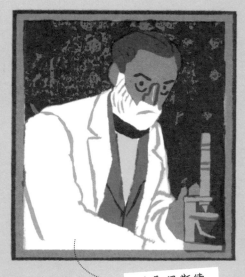

路易·巴斯德

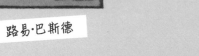

鹅颈管

亚历山大·弗莱明

青霉素

## 疫苗

19 世纪末，法国微生物学家路易·巴斯德从一位英国医生的发现中得到启发，研发了世界上第一批狂犬疫苗。疫苗的原理就是将灭活或者人工减毒后无致病能力的微生物注入人体体内，促使我们的免疫系统发挥作用，清除这种病菌。之后，如果人体再次受到这种病菌的侵袭，我们身体里的白细胞已经掌握了对抗它的方法，就能够在这种病菌导致身体出现疾病前将它消灭。

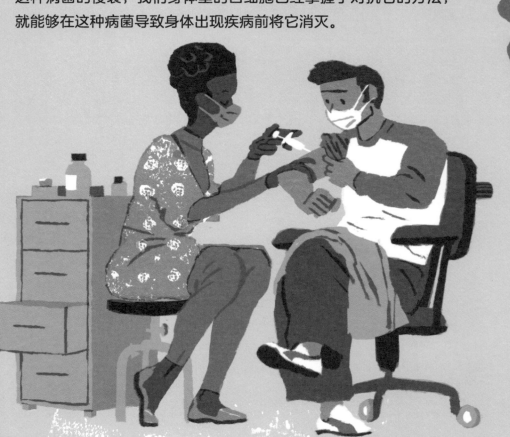

## 抗生素

抗生素能够杀死致病菌。1928 年，英国细菌学家亚历山大·弗莱明发现了抗生素。他在研究葡萄球菌时，注意到一种霉菌在生长过程中，其所在的培养皿中的其他细菌的数量越来越少。弗莱明研究了这种拥有杀死其他微生物能力的霉菌，并将它命名为青霉素。

## 免疫疗法

癌症是由身体内的细胞因变异和失控繁殖导致的。通常情况下，我们免疫系统中的白细胞可以清除这些异常细胞，但是，有一些病变细胞能够伪装成正常细胞，并躲过白细胞的攻击，渐渐发展成癌症。为此，科学家研制了一些特殊药物，帮助白细胞识别和攻击癌细胞，这种治疗方式就叫免疫疗法。

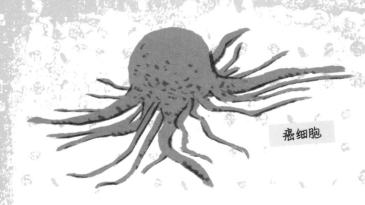

癌细胞

## 互联网和社交网络

20世纪60年代末，计算机专家将美国一些大学的计算机连接起来，构建成一个交流网络，这最终演变成了我们熟知的互联网。借助互联网，我们能够轻松地与世界各地的人交流，获取信息并传达自己的想法。21世纪初，各类新型社交网络在全球范围内涌现，层出不穷。

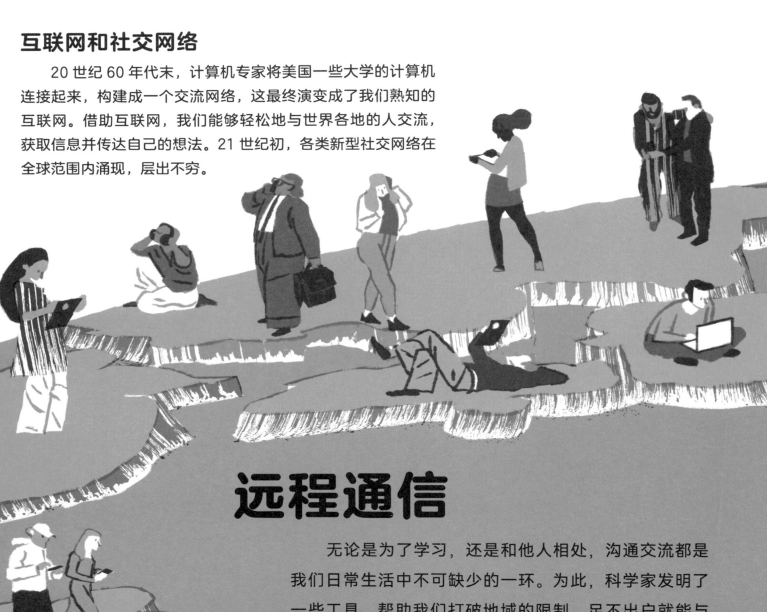

# 远程通信

无论是为了学习，还是和他人相处，沟通交流都是我们日常生活中不可缺少的一环。为此，科学家发明了一些工具，帮助我们打破地域的限制，足不出户就能与千里之外的人通信。手机、平板电脑都能让我们和他人保持交流。我们不仅可以在互联网上聊天、购物、工作，甚至还能远程就医。

## 远程诊疗舱

有了摄像头、传感设备的支持，远程实时就医已经不再是梦。2016年，法国医疗服务公司H4D研发了配有屏幕的远程诊疗舱。在法国，人们可以在药店或某些没有医生的小城镇找到并使用这样的诊疗舱。

## 卫星定位

从前，我们通过观察星星、对照地图寻找方向。今天，借助手机，我们很容易就能到达目的地。1995 年，提供卫星定位服务的全球定位系统（GPS）向公众开放。

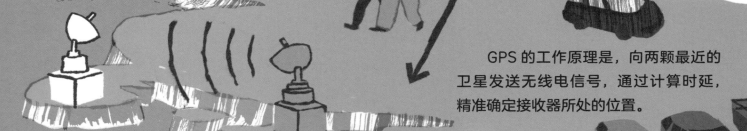

GPS 的工作原理是，向两颗最近的卫星发送无线电信号，通过计算时延，精准确定接收器所处的位置。

## 机器人佩珀

情感机器人作为人形机器人具有可爱的外观。最著名的情感机器人是一家日本公司和一家法国公司共同研发的机器人佩珀，佩珀从 2015 年 6 月开始向公众出售。它能够分辨家庭成员，回答简单的问题，还能控制部分家庭电子设备。佩珀能够作为人类的伙伴，陪伴离群索居的人。

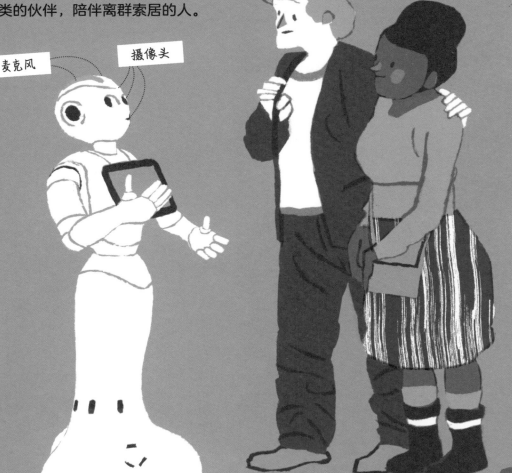

麦克风　　攝像头

## 在未来……

研究人员正在开发一项"虚拟患者"临床试验项目。这个试验会收集所有医疗数据，再通过计算机模拟不同药物的效果。通过这个方法，我们就可以在吃药之前，预测药物是否能够起效。

# 一切为了孩子

女性怀孕过程中，男性的精子会和女性的卵子结合，形成受精卵。之后，受精卵依次发育成胚胎、胎儿，最后成为婴儿。从母亲怀孕初期到婴儿出生后的最初几个月，胚胎或婴儿都比较脆弱，为此，医生和父母想尽办法来保障孩子的安全。在此过程中，一些技术发明也发挥了重要作用。

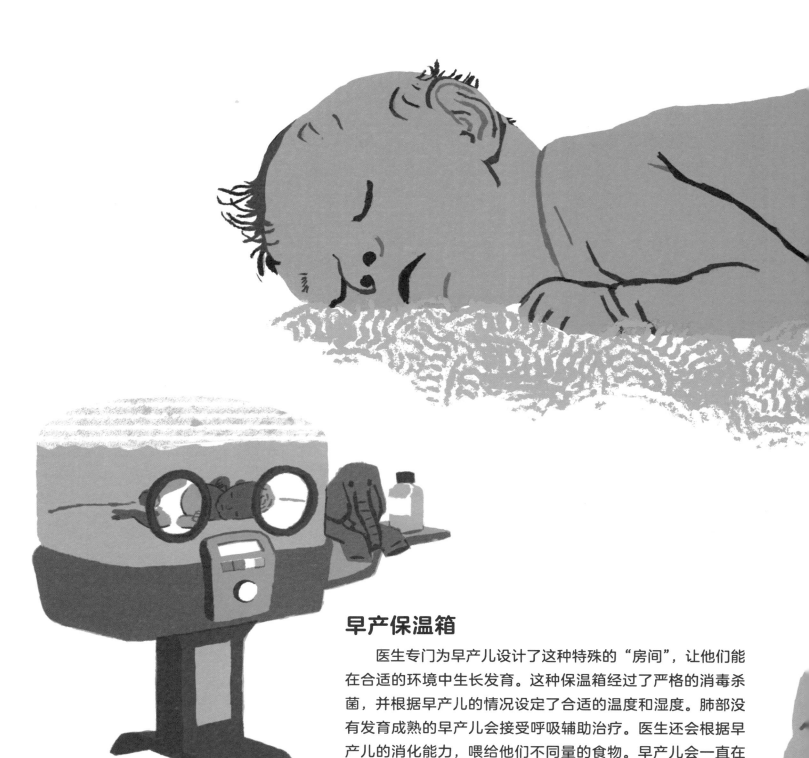

### 早产保温箱

医生专门为早产儿设计了这种特殊的"房间"，让他们能在合适的环境中生长发育。这种保温箱经过了严格的消毒杀菌，并根据早产儿的情况设定了合适的温度和湿度。肺部没有发育成熟的早产儿会接受呼吸辅助治疗。医生还会根据早产儿的消化能力，喂给他们不同量的食物。早产儿会一直在保温箱内生活，直到他们的器官发育成熟才能离开保温箱。

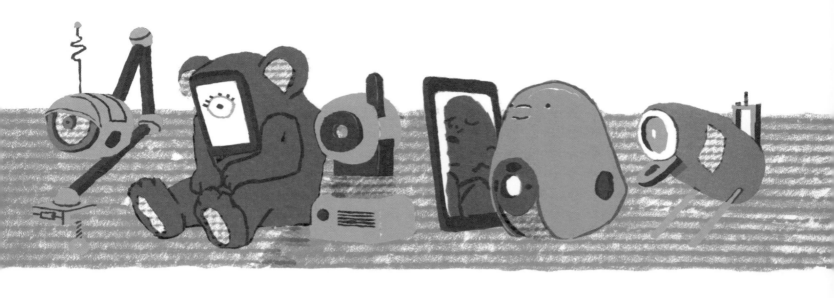

## 婴儿安全监视器

　　刚出生的婴儿不论是在白天还是黑夜，都在呼呼大睡。为了保证他们睡觉时的安全，Nanit、Cubo 等不同类型的智能监视器能够拍摄实时图像，监控婴儿的呼吸声，捕捉婴儿的动作，并在婴儿出现问题或遇到危险时，向父母发出警报。还有一些袜子样式的装置能够持续监测婴儿的心跳频率和血液中的含氧量。

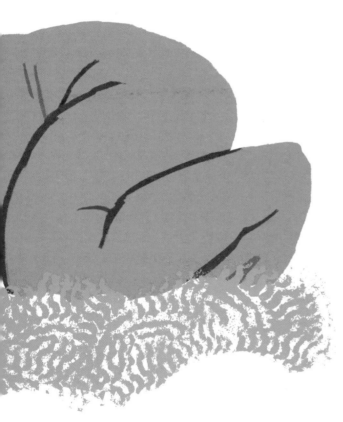

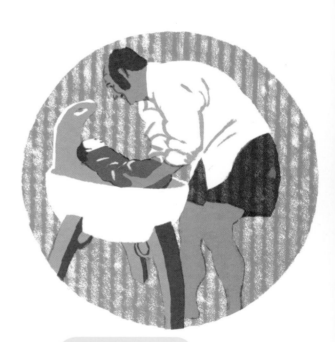

## 试管婴儿

　　一些父母由于生殖器官功能失常，不能生育孩子。为了帮助他们，医生研究出了"体外受精"这项辅助生殖技术。妈妈的卵子会在试管内和爸爸的精子人工结合，形成受精卵。接下来，受精卵会被移植到妈妈的子宫内，慢慢发育成胎儿。胎儿发育成熟后，婴儿就出生了。借助试管技术出生的宝宝叫作"试管婴儿"。

### 在未来……

　　工程师们正在研发带有传感器的智能摇篮，以帮助婴儿以及他们的父母睡个好觉。如果婴儿哭了，智能摇篮会轻轻地摇晃起来，同时播放能安抚婴儿的声音。父母可以在自己房间通过手机查看孩子的情况。

## 图书在版编目（CIP）数据

从头到脚 ： 那些使我们更强大的发明 / （法）弗洛
伦斯·皮诺著 ；（法）阿诺·内巴切绘 ；曹雪春译. —
广州 ： 新世纪出版社，2023.8
　　ISBN 978-7-5583-3940-0

　　Ⅰ．①从… Ⅱ．①弗… ②阿… ③曹… Ⅲ．①人体－
儿童读物 Ⅳ．①R32-49

中国国家版本馆CIP数据核字（2023）第115701号
版权合同登记 图字：19-2023-159号


出 版 人：陈少波
选题策划：王　铭
责任编辑：许祎玥
责任校对：庄淳楦　杨洁怡
责任技编：王　维
封面设计：叶乾乾
版式设计：徐佳慧

---

**从头到脚·那些使我们更强大的发明**
**CONG TOU DAO JIAO · NAXIE SHI WOMEN GENG QIANGDA DE FAMING**

[ 法 ] 弗洛伦斯·皮诺 / 著
[ 法 ] 阿诺·内巴切 / 绘
曹雪春 / 译

出版发行：新世纪出版社
　　　　　（广州市越秀区大沙头四马路 12 号 2 号楼）
经　　销：全国新华书店
印　　刷：深圳市星嘉艺纸艺有限公司

规　　格：787 毫米 ×1092 毫米
开　　本：8
印　　张：7
字　　数：87.5 千字
版　　次：2023 年 8 月第 1 版
印　　次：2023 年 8 月第 1 次印刷
定　　价：78.00 元

---

**DE LA TÊTE AUX PIEDS**
Written by Florence Pinaud
Illustrated by Arnaud Nebbache
copyright 2022 by Editions Nathan, Paris – France
Édition originale : DE LA TÊTE AUX PIEDS

策　　划 / 海豚传媒股份有限公司
网　　址 / www.dolphinmedia.cn
邮　　箱 / dolphinmedia@vip.163.com
阅读咨询热线 / 027-87391723　销售热线 / 027-87396822
海豚传媒常年法律顾问 / 上海市锦天城（武汉）律师事务所
张超　林思贵　18607186981

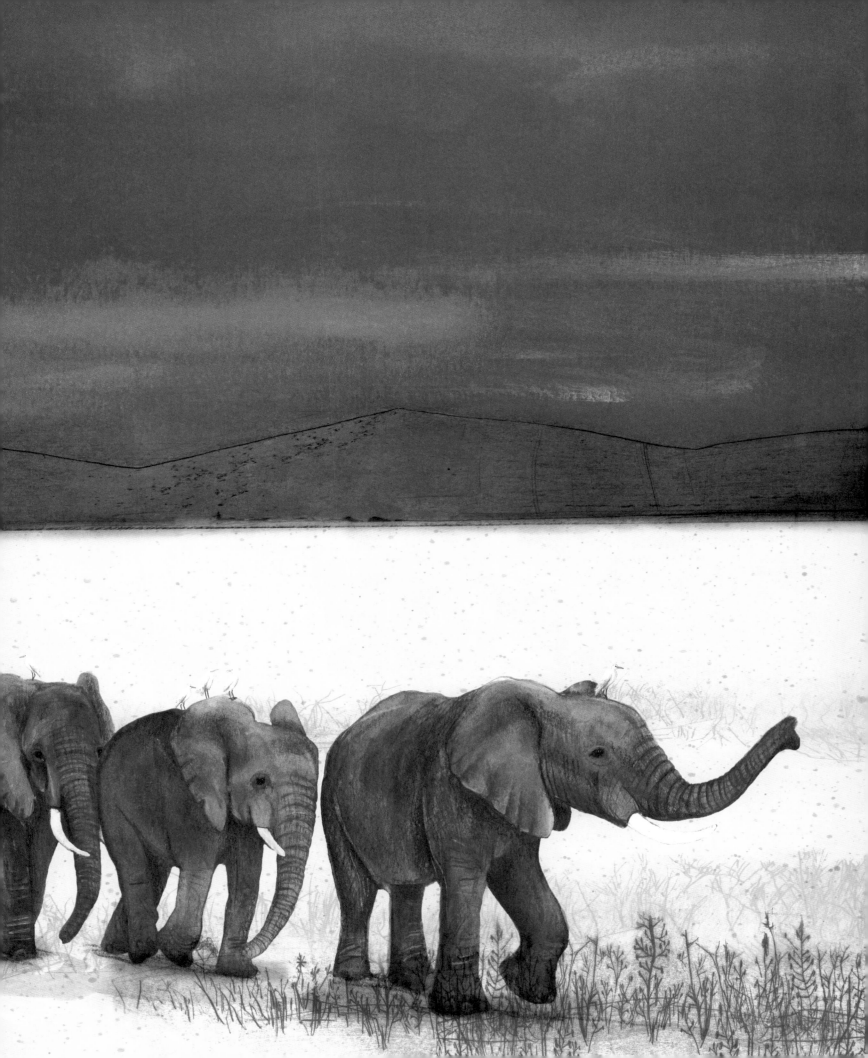

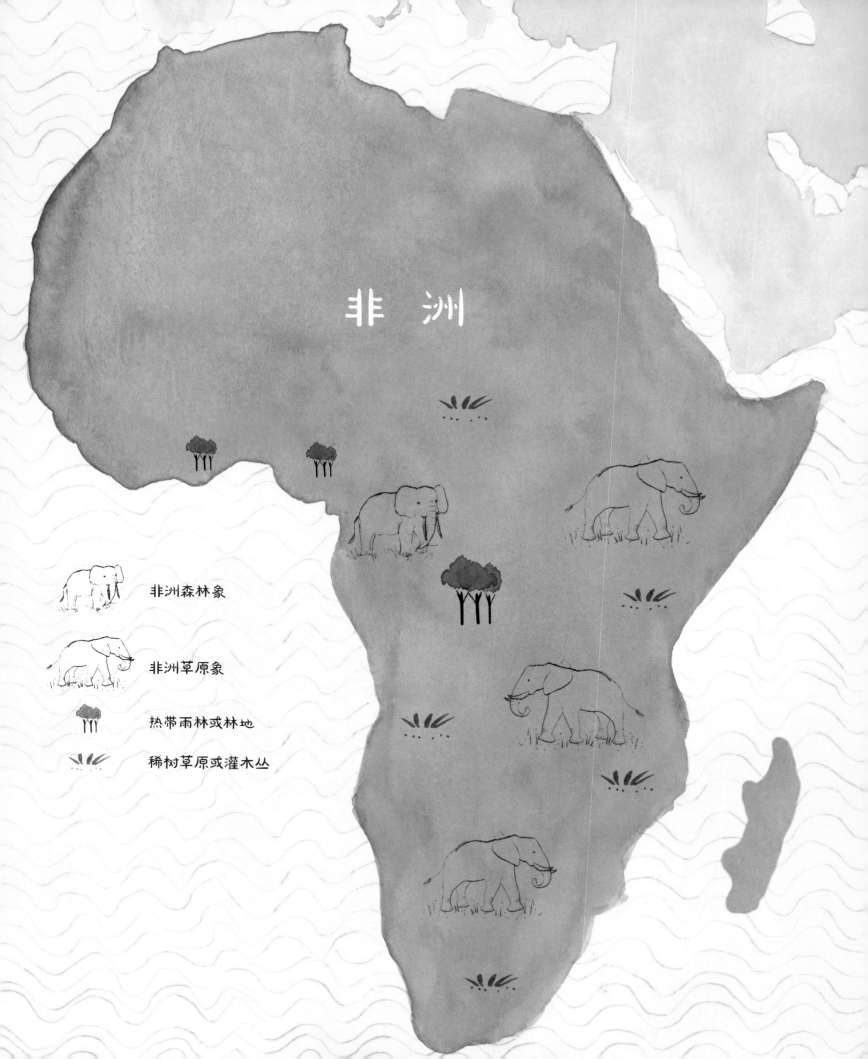

非洲

非洲森林象

非洲草原象

热带雨林或林地

稀树草原或灌木丛

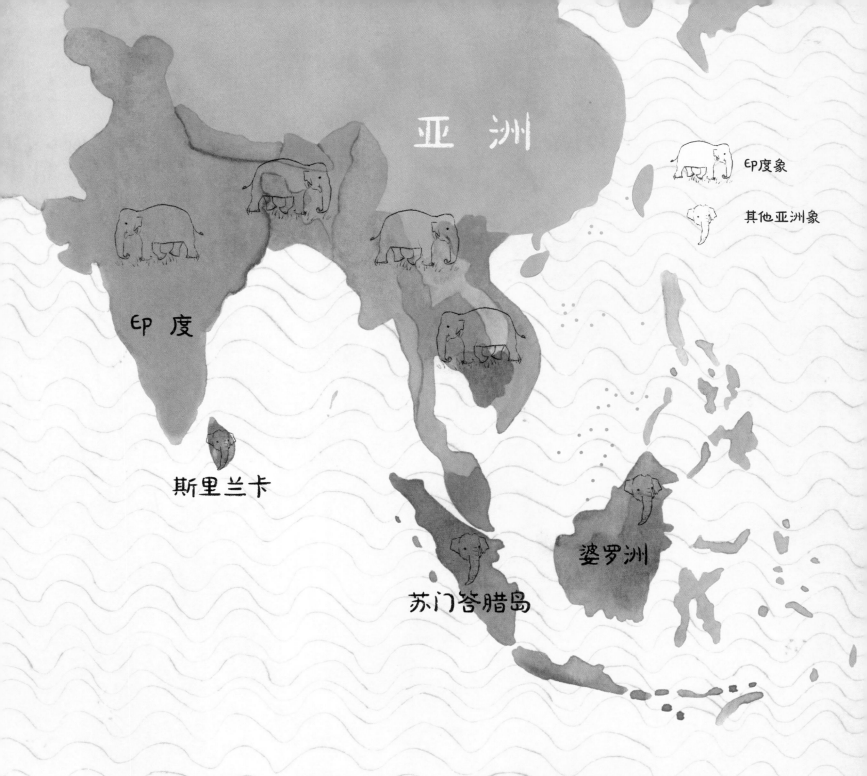

亚 洲

印度象

其他亚洲象

印 度

斯里兰卡

苏门答腊岛

婆罗洲

　　非洲草原象是体形最大的大象，它们漫步在非洲南部、东部和中北部的开阔草原、灌木丛和林地中。非洲森林象体形相对较小，它们生活在非洲中西部茂密的热带雨林中。

　　亚洲象主要生活在南亚和东南亚地区。印度象、斯里兰卡象、苏门答腊象以及长着娃娃脸的婆罗洲侏儒象都是亚洲象的亚种。

不同种类的大象外貌相似，但又各自有着明显的特征，很容易区分开来。大象身躯庞大，但并不笨拙。大象看起来吓人，其实顽皮又好玩。大象的身体很强壮，但面对不断变化的环境时，大象又很脆弱。

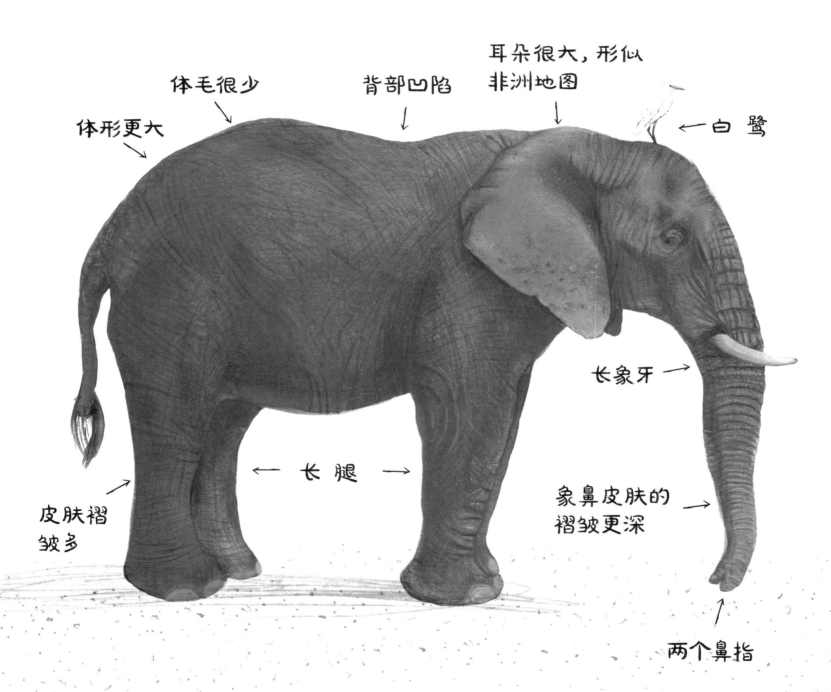

体形更大

体毛很少

背部凹陷

耳朵很大，形似非洲地图

白　鹭

皮肤褶皱多

长　腿

长象牙

象鼻皮肤的褶皱更深

两个鼻指

非洲草原象

所有的大象都是灰色的，除非它们往身上涂上了红色、黄色、橘色或者棕色的泥。大象的耳朵和肚子上的皮肤非常薄，但大象的头部、背上、身体两侧、腿上的皮肤却很厚，往往超过了 2.5 厘米。虽然大象某些身体部位的皮肤很厚，但大象的皮肤都很敏感，有着很多的神经末梢。大象甚至能感觉到落在背上的小小的苍蝇腿呢！

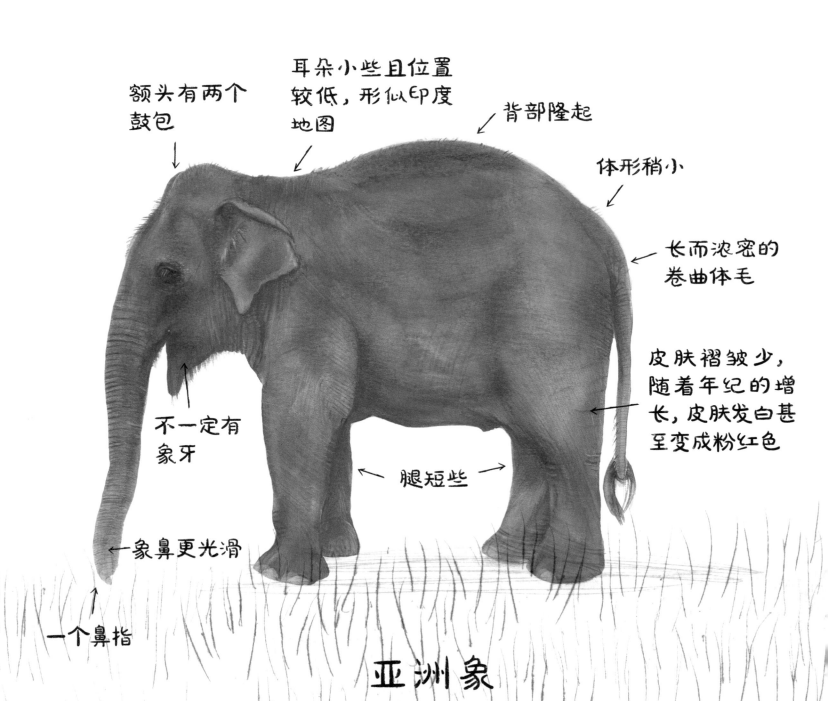

额头有两个鼓包

耳朵小些且位置较低，形似印度地图

背部隆起

体形稍小

长而浓密的卷曲体毛

皮肤褶皱少，随着年纪的增长，皮肤发白甚至变成粉红色

不一定有象牙

腿短些

象鼻更光滑

一个鼻指

亚洲象

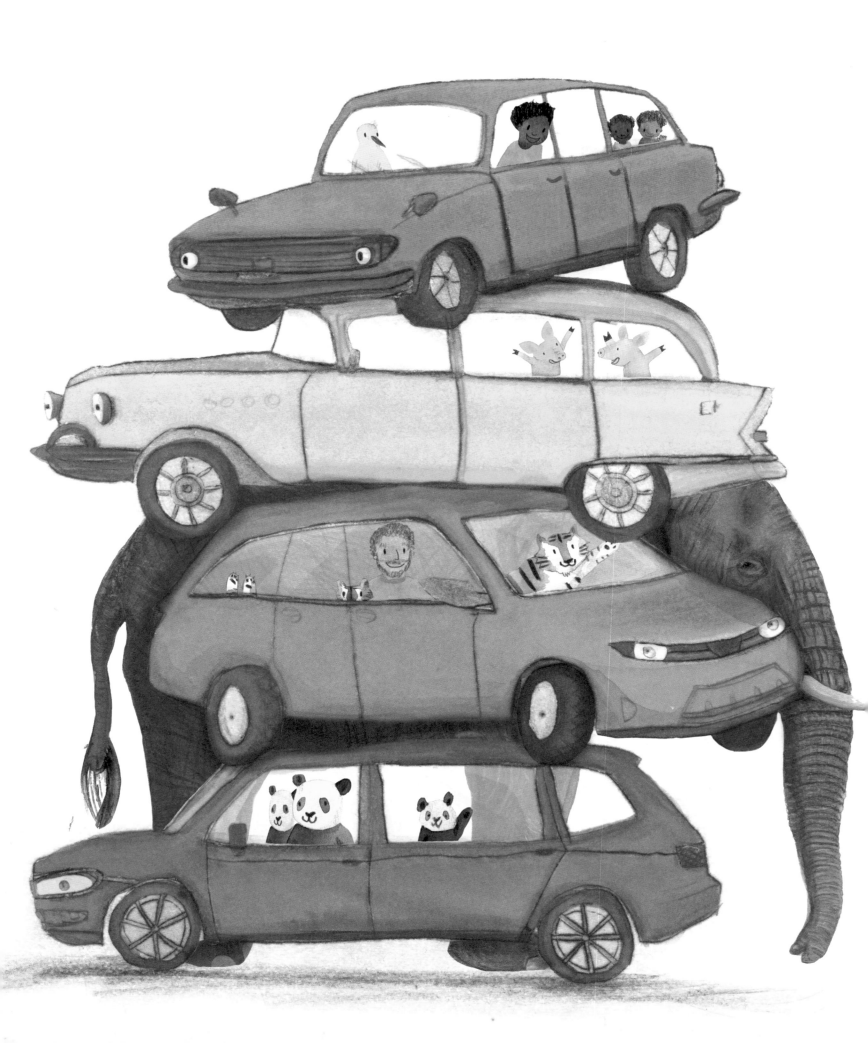

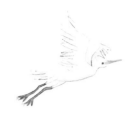

　　雄性非洲草原象可以达到 4 米高、7 米长，体重能达到 7 吨，这相当于 4 辆小汽车的重量。雌象的体形大小只有雄象的一半。

　　小象体形也不小。非洲草原象刚出生时，就重达 110 多千克，约为 1 辆轻便电动车的重量。

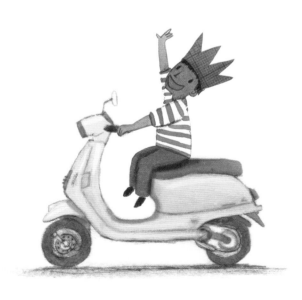

大象靠脚趾行走。从外观来看，大象的脚很平，但实际上，大象的脚跟骨骼比脚趾要高，看起来就像人穿上了高跟鞋。大象很重，走起路来却步伐轻盈，这都得益于它们脚掌上厚厚的软垫。正是这些软垫支撑着大象的脚趾骨骼，让它们看起来姿态优雅。

脚掌上厚实的软垫大大减弱了大象的脚步声，也更方便大象在不平坦的地面上行走。
大象们也可以用海绵似的软垫来"听"声音，它们甚至可以捕捉到 10 千米以外的声波震动。
听到远处有声响，它们就会停下来，身体稍微前倾，把重心放在前脚上，以便听得更加清楚。

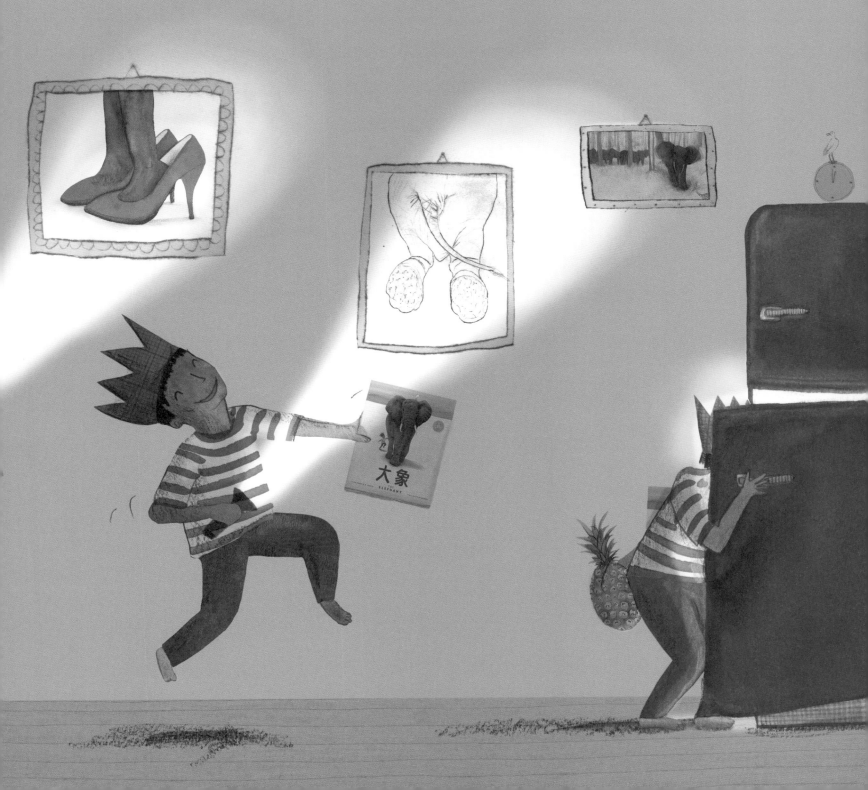

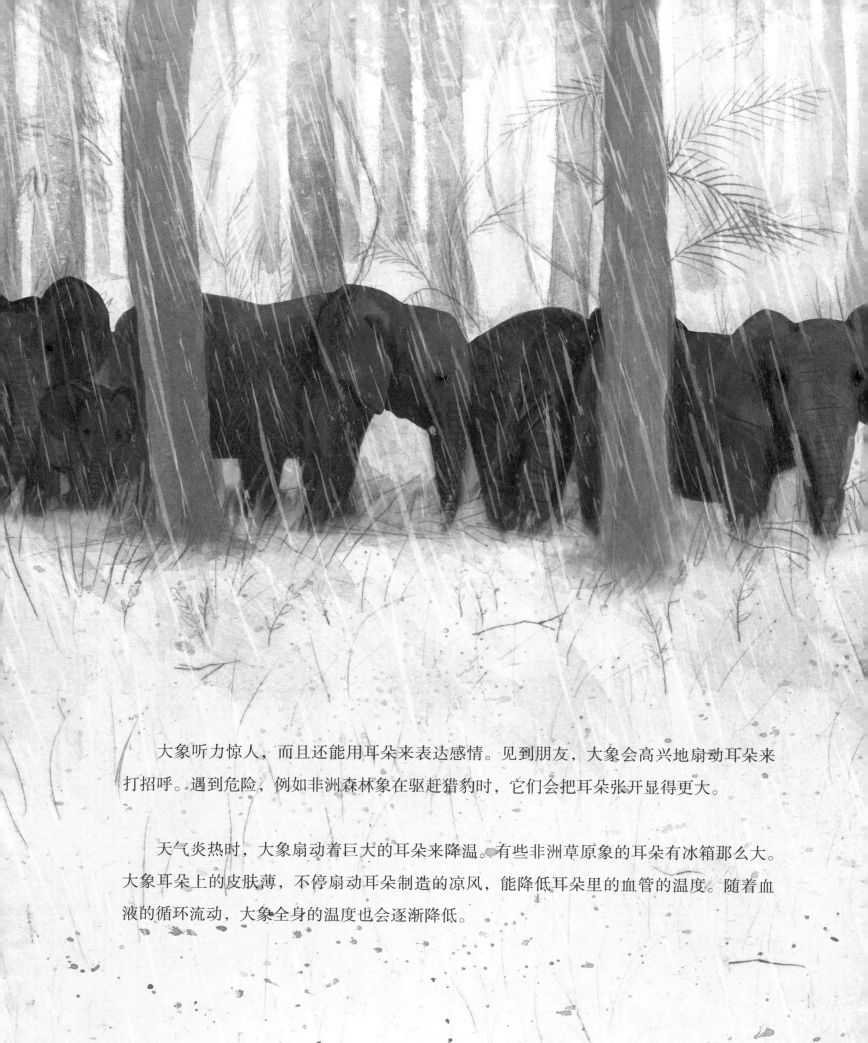

大象听力惊人，而且还能用耳朵来表达感情。见到朋友，大象会高兴地扇动耳朵来打招呼。遇到危险，例如非洲森林象在驱赶猎豹时，它们会把耳朵张开显得更大。

天气炎热时，大象扇动着巨大的耳朵来降温。有些非洲草原象的耳朵有冰箱那么大。大象耳朵上的皮肤薄，不停扇动耳朵制造的凉风，能降低耳朵里的血管的温度。随着血液的循环流动，大象全身的温度也会逐渐降低。

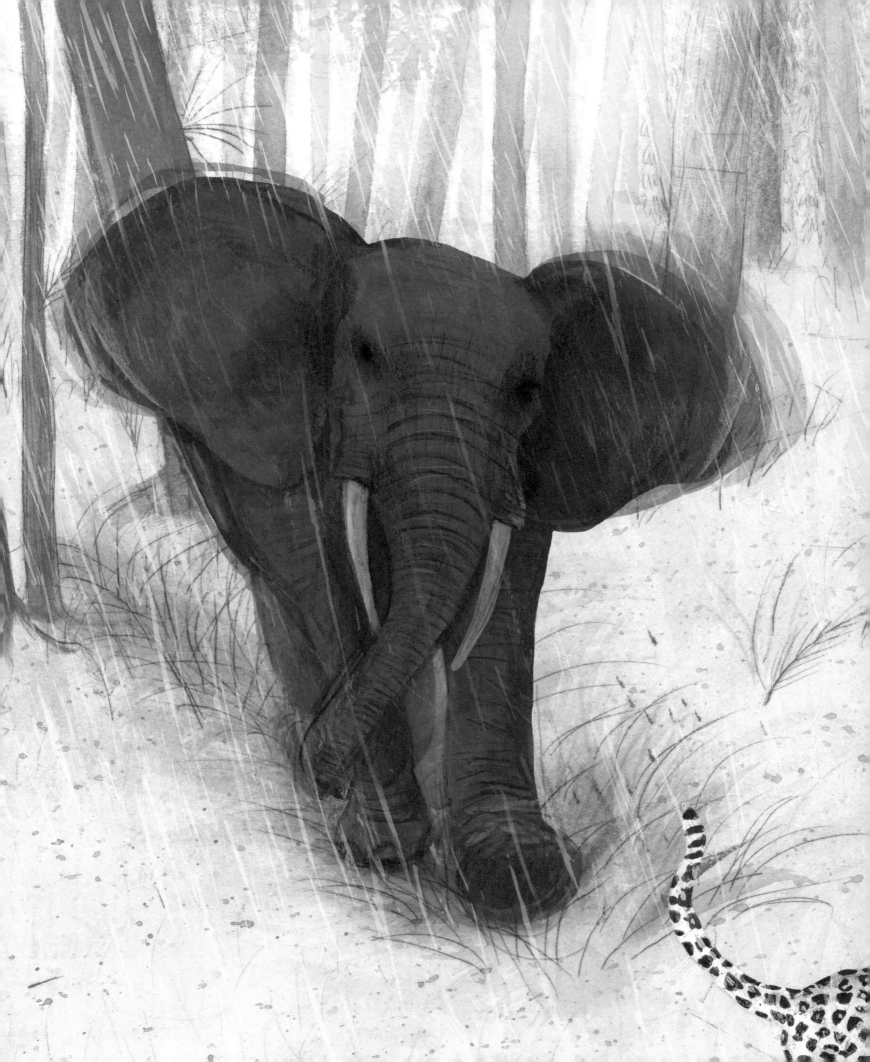

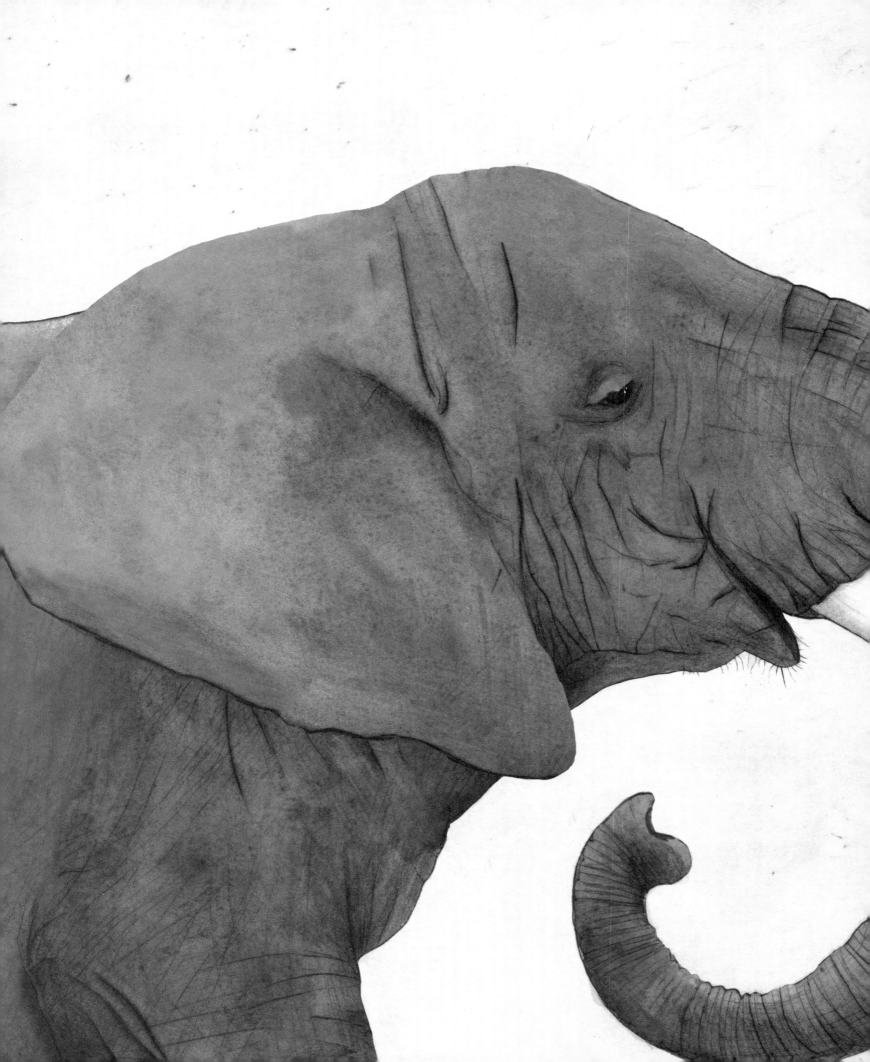

绝大多数非洲草原象和非洲森林象，不管是雄象还是雌象，都长着两根尖尖的、长长的象牙。而亚洲象只有部分雄象有象牙，雌象都没有象牙。不长象牙的亚洲象张开嘴时，可以看到它们嘴里长了两个类似象牙的侧切牙，又称"獠牙"。

随着年龄的增长，大象的象牙也会变长。一根老年非洲草原象的象牙，重量大约为 45 千克，长度大约为 2.4 米。这长度相当于两个 7 岁男孩的身高之和。

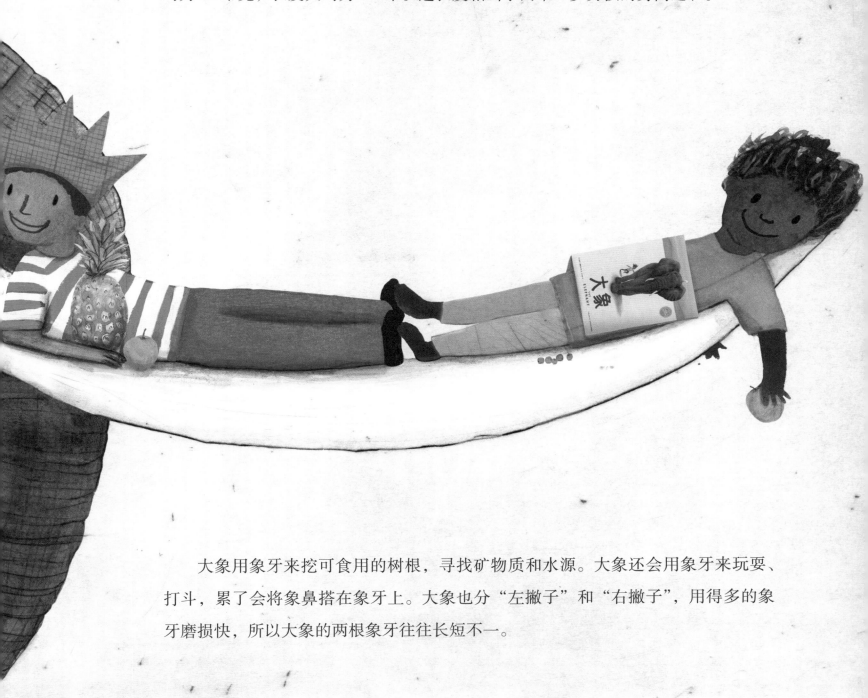

大象用象牙来挖可食用的树根，寻找矿物质和水源。大象还会用象牙来玩耍、打斗，累了会将象鼻搭在象牙上。大象也分"左撇子"和"右撇子"，用得多的象牙磨损快，所以大象的两根象牙往往长短不一。

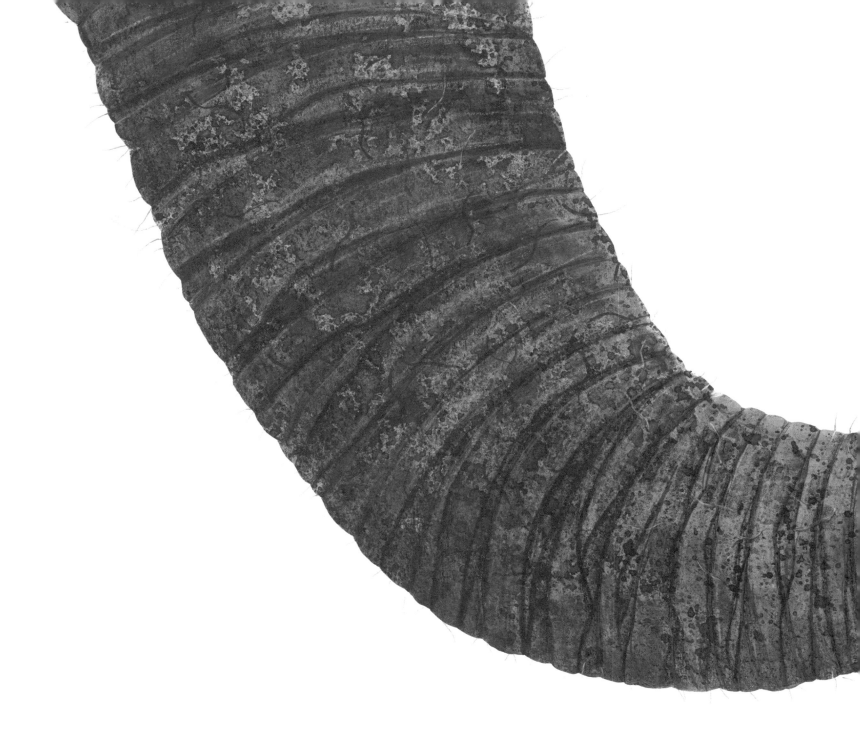

　　大象有着动物世界中最长也最多才多艺的鼻子。大象依靠灵活的鼻子和上嘴唇，通过闻空气和泥土的味道就能找到附近的食物和水源。它们也能闻到其他大象的味道，甚至还能感知到潜在的危险。大象可以用长得像软管的象鼻来呼吸、喝水、进食、发出吼叫声、提重物、往自己身上喷水或者喷泥浆。大象们还用鼻子玩耍、扭打、挖坑、安慰和抚摸，它们甚至会用把象鼻放到彼此的嘴巴里这种方式来互相问好。

象鼻很大、很重，且基本没有骨头，但有着 10 万多块肌肉。象鼻很强壮，可以把小树连根拔起。同时象鼻也很灵敏，大量的肌肉群让大象可以精准控制象鼻。大象能用鼻指的末端捡起地上最小的浆果和种子。

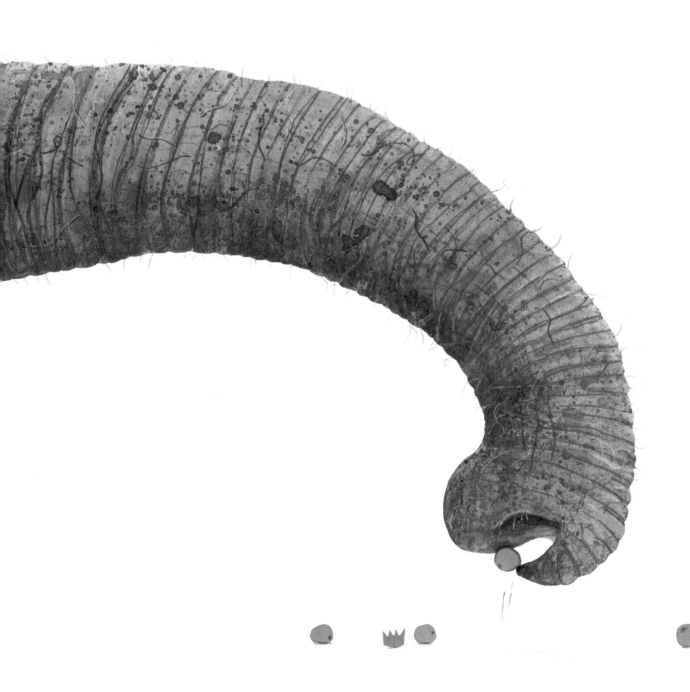

雌象（包括大象祖母、大象阿姨、大象妈妈、大象表姐妹和大象姐妹）和幼年雄象，大多一直生活在亲密的大家庭里，大家庭里一般有6~12位大象成员。而成年雄象往往会独自生活。大象家族每天集体行动。家族的族长通常为年纪最大也最有智慧的雌象。雌象族长往往能活到70岁，是大象家族的守护者和领导者。

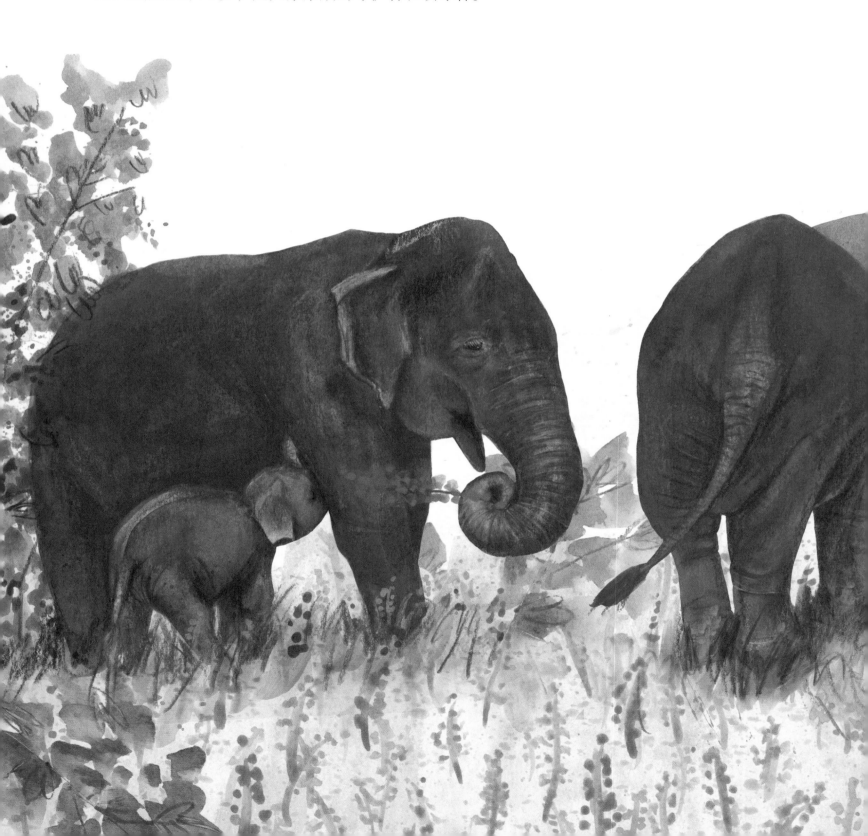

雌象族长从它的妈妈和祖母那儿学会了很多生存的技能——干旱时知道在哪里可以找到水源和最好的食物，还知道该走哪条路。年轻的大象们信任并追随族长。象群在哪儿停下来，什么时候睡觉，都由族长来决定。

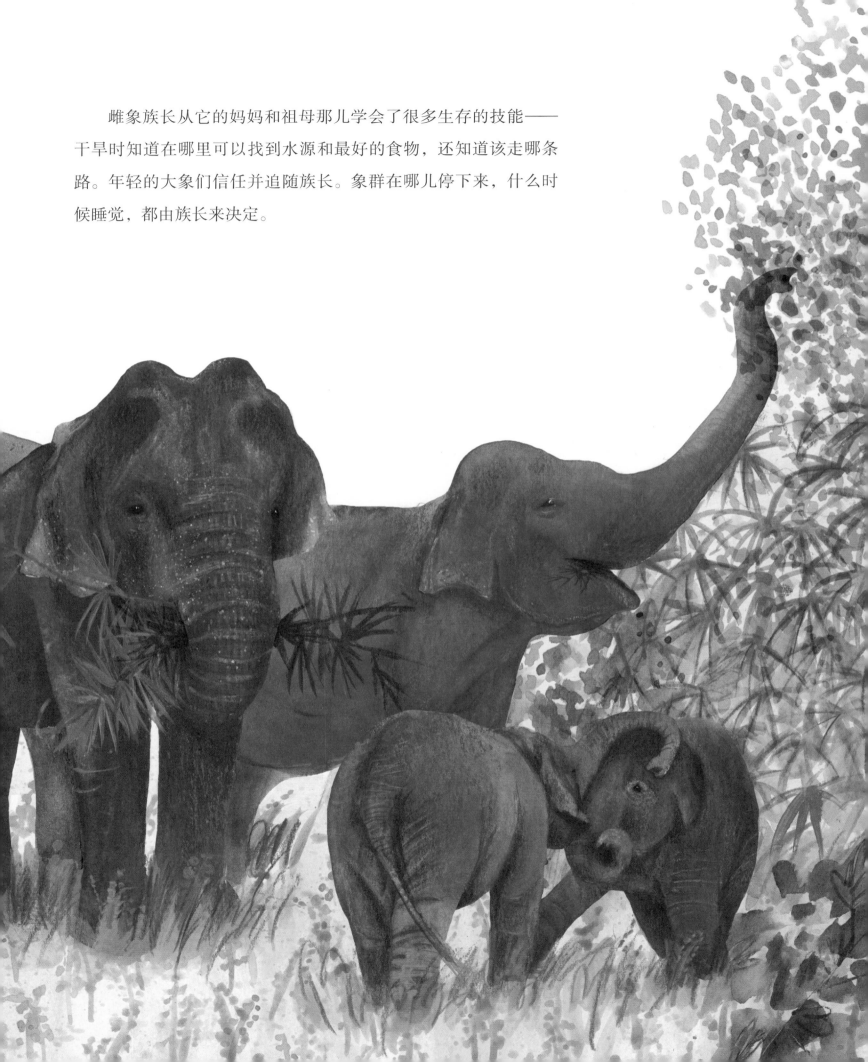

幼年雄象长到 10 岁便开始骚扰象群里的其他大象。之后雄象便会离开象群，独自生存或加入雄性象群。

雄象经常打闹。有时为了争夺雌象，它们还会大打出手，用象牙和象鼻作为武器，决一死战。最后的赢家往往是年纪较长且体形较大的雄象。

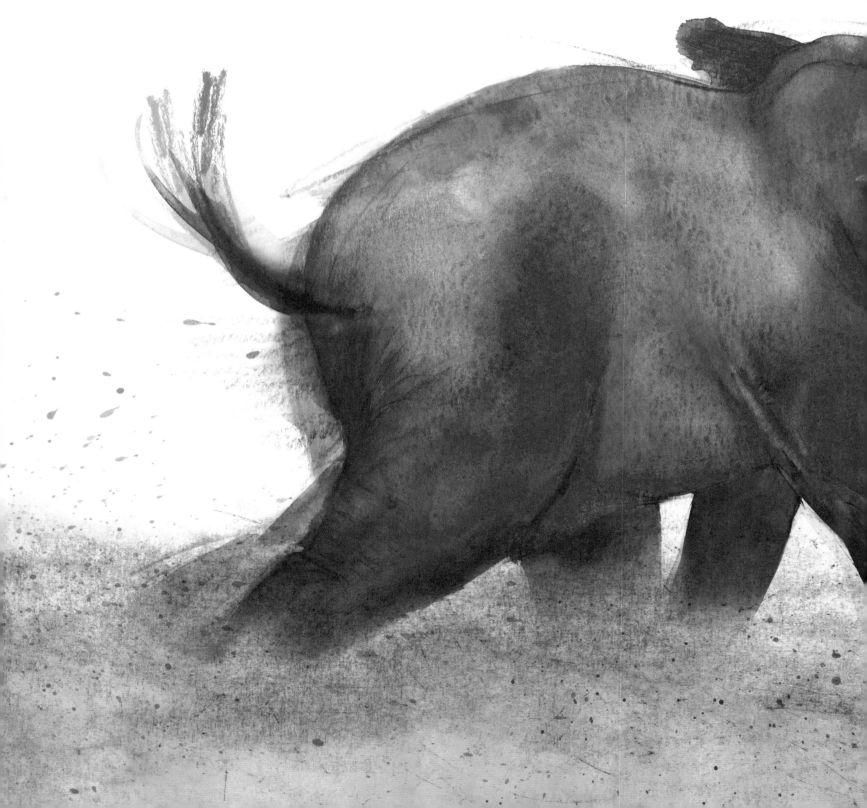

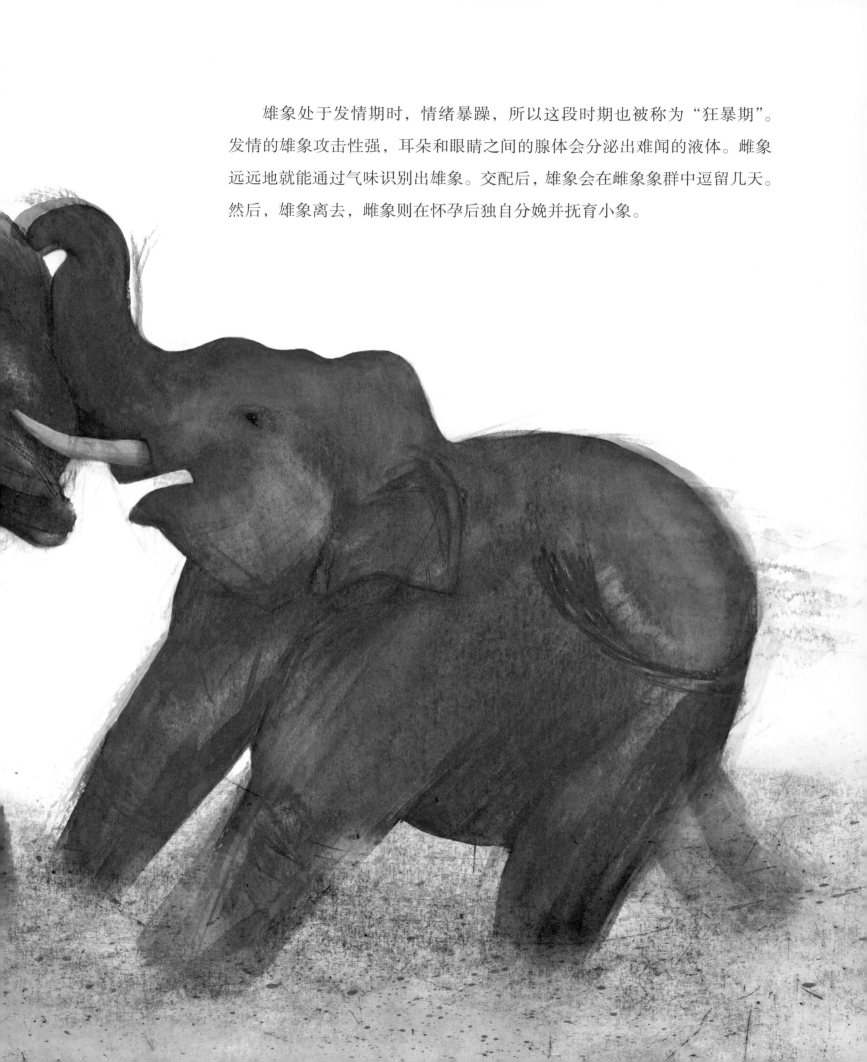

雄象处于发情期时，情绪暴躁，所以这段时期也被称为"狂暴期"。发情的雄象攻击性强，耳朵和眼睛之间的腺体会分泌出难闻的液体。雌象远远地就能通过气味识别出雄象。交配后，雄象会在雌象象群中逗留几天。然后，雄象离去，雌象则在怀孕后独自分娩并抚育小象。

雌象的孕期有 22 个月，一头雌象怀孕后要等差不多 2 年才能生出小象。小象出生 1 个小时左右，就可以摇摇晃晃地站起来，寻找雌象前腿中间的两个乳头并开始吃奶。接下来的 2~5 年内，小象几乎寸步不离雌象。

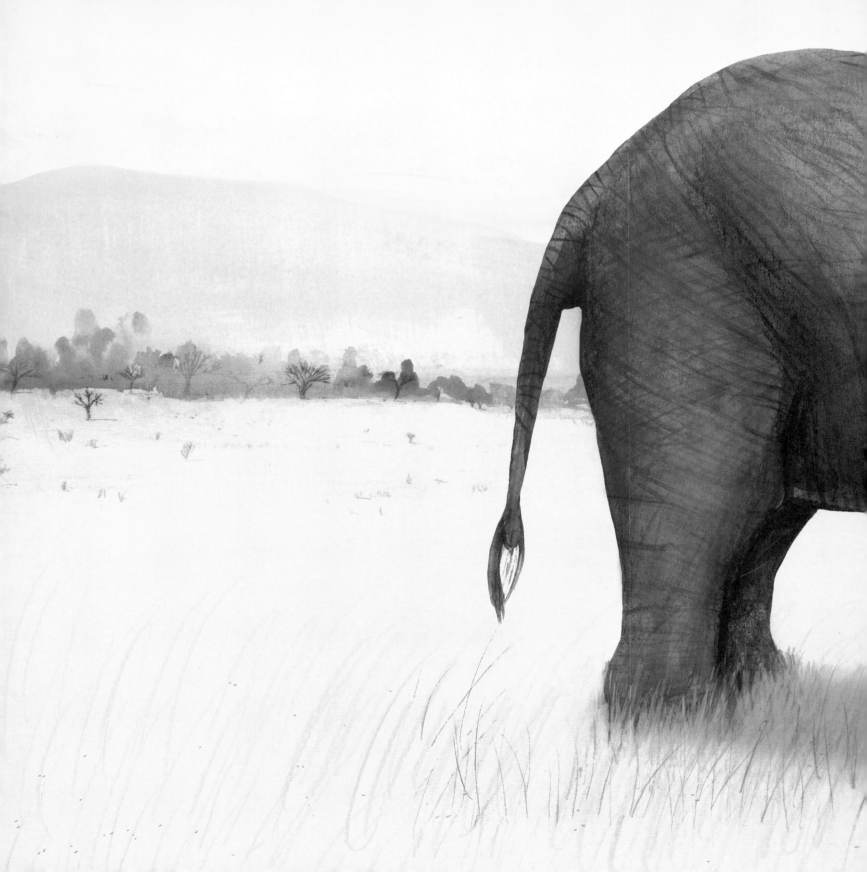

小象出生后的 10 年里，象群的其他成员会帮助象妈妈一起照看小象，教小象使用象鼻，充满爱意地给它洗澡，保护小象远离大型猫科动物的侵扰和骄阳的炙烤。

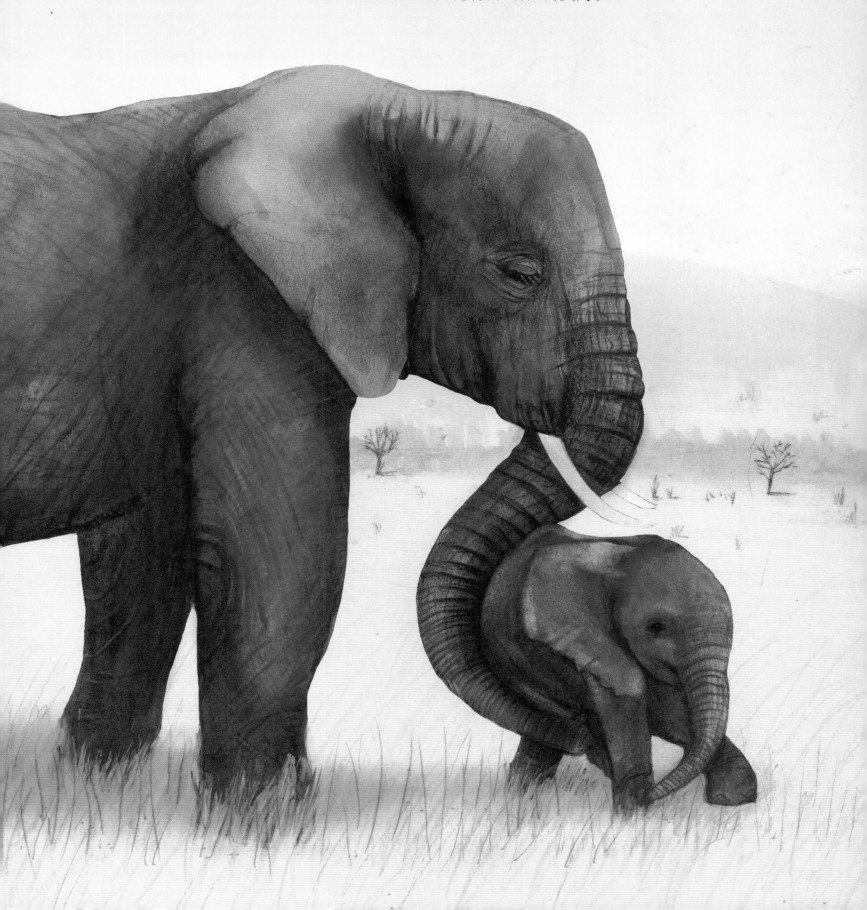

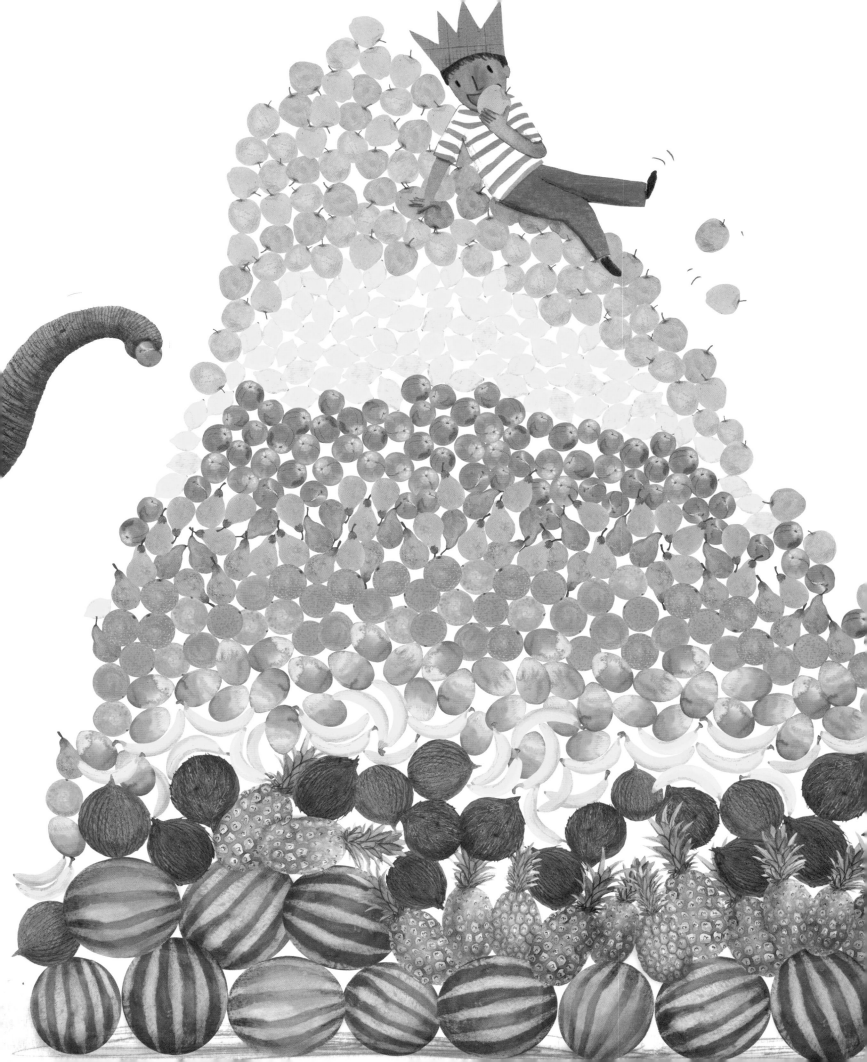

大象是食草动物，它们每天大部分时间都在进食。但大象的视力很弱，只能依靠灵敏的触觉和嗅觉来进食。白天和黑夜中最凉爽的时刻就是大象的最佳进食时间。它们四处嗅来嗅去，寻找草、树叶、树枝、球茎、种子、树皮、蔬菜和水果，然后用 4 个砖头大小的臼齿把食物磨碎。

　　高大的雄象每天要吃 300 多千克的食物，相当于 100 个苹果、90 个柠檬、80 个桃子、70 个梨子、60 个橙子、50 个杧果、40 根香蕉、30 个椰子、20 个菠萝和 15 个西瓜重量的总和。由于大象没有有效地消化食物，所以每天要拉 12~15 次便便。大象每天的粪便的重量加起来超过 130 千克。

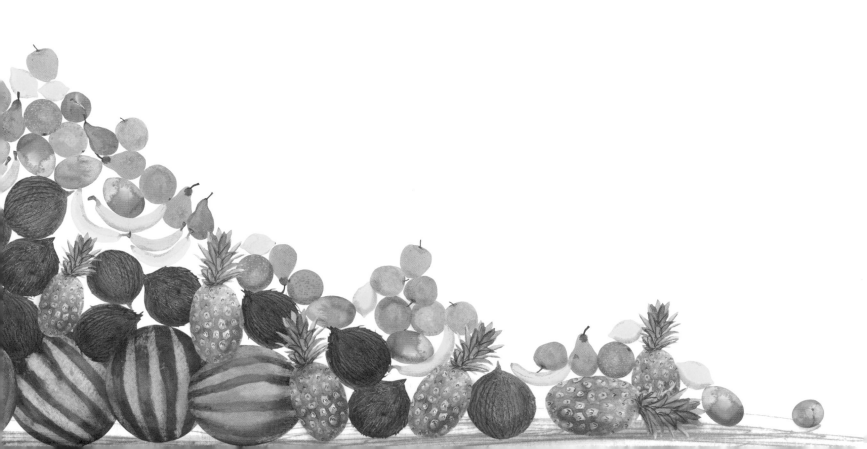

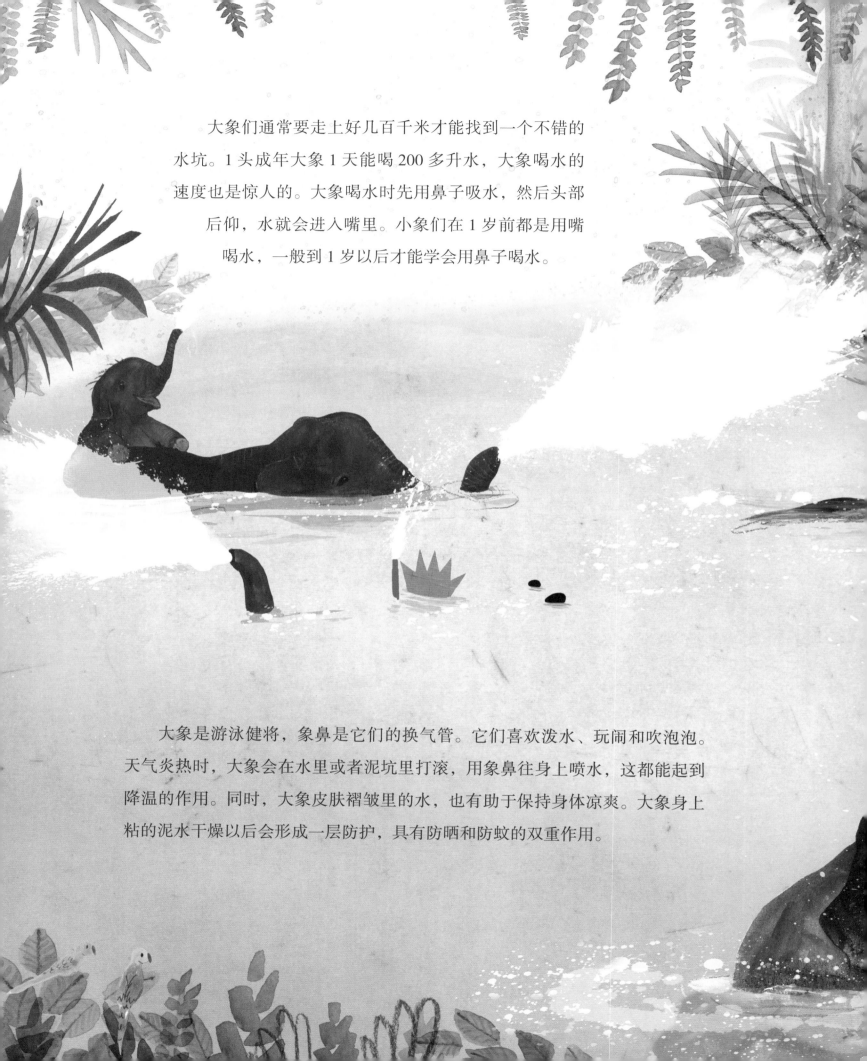

大象们通常要走上好几百千米才能找到一个不错的水坑。1头成年大象1天能喝200多升水，大象喝水的速度也是惊人的。大象喝水时先用鼻子吸水，然后头部后仰，水就会进入嘴里。小象们在1岁前都是用嘴喝水，一般到1岁以后才能学会用鼻子喝水。

大象是游泳健将，象鼻是它们的换气管。它们喜欢泼水、玩闹和吹泡泡。天气炎热时，大象会在水里或者泥坑里打滚，用象鼻往身上喷水，这都能起到降温的作用。同时，大象皮肤褶皱里的水，也有助于保持身体凉爽。大象身上粘的泥水干燥以后会形成一层防护，具有防晒和防蚊的双重作用。

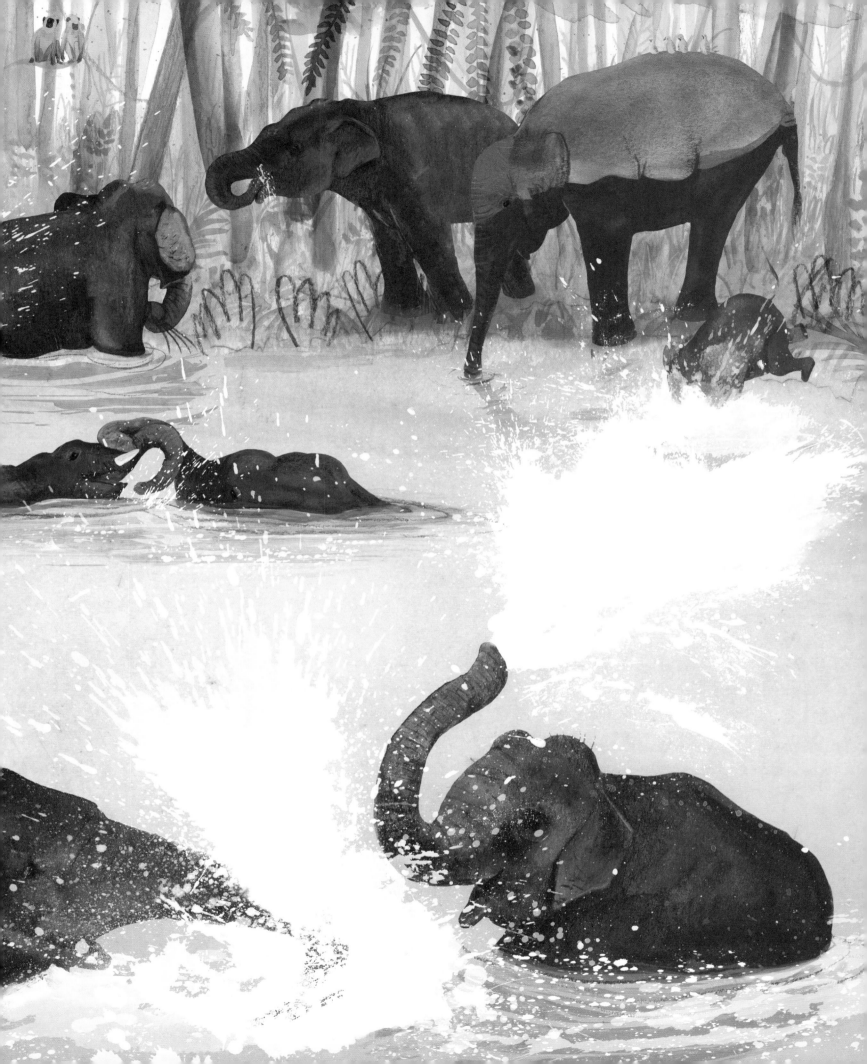

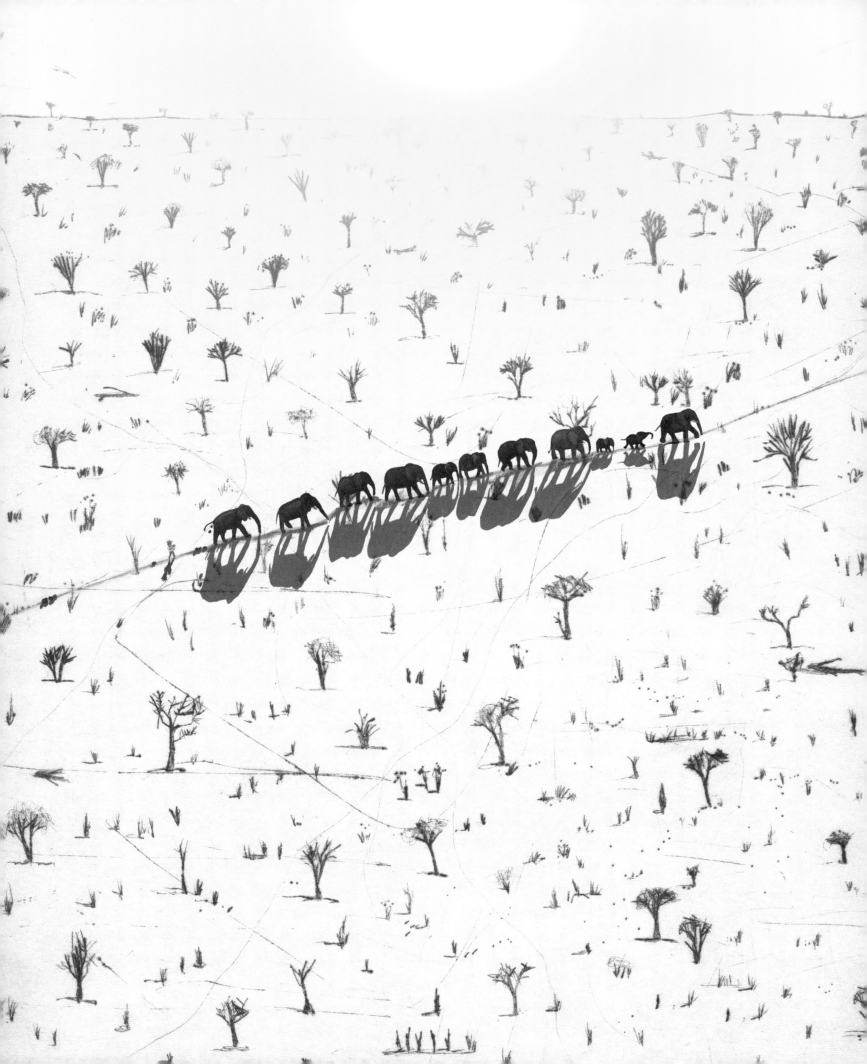

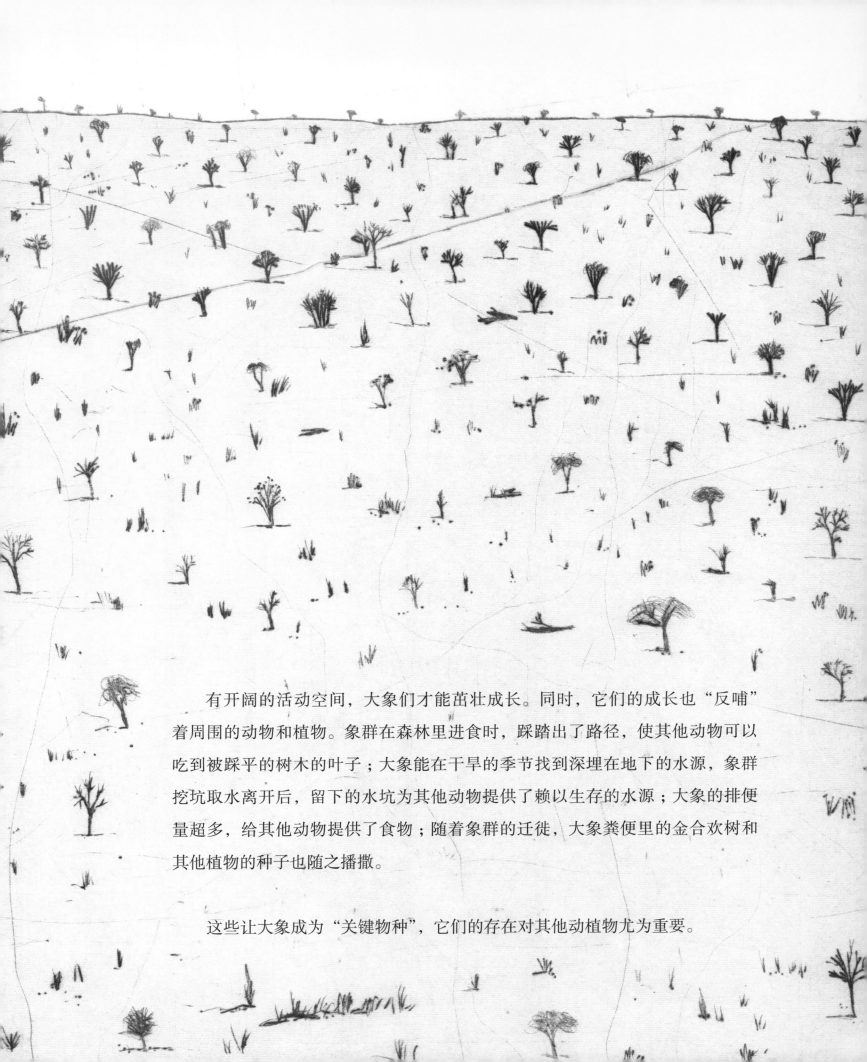

　　有开阔的活动空间，大象们才能茁壮成长。同时，它们的成长也"反哺"着周围的动物和植物。象群在森林里进食时，踩踏出了路径，使其他动物可以吃到被踩平的树木的叶子；大象能在干旱的季节找到深埋在地下的水源，象群挖坑取水离开后，留下的水坑为其他动物提供了赖以生存的水源；大象的排便量超多，给其他动物提供了食物；随着象群的迁徙，大象粪便里的金合欢树和其他植物的种子也随之播撒。

　　这些让大象成为"关键物种"，它们的存在对其他动植物尤为重要。

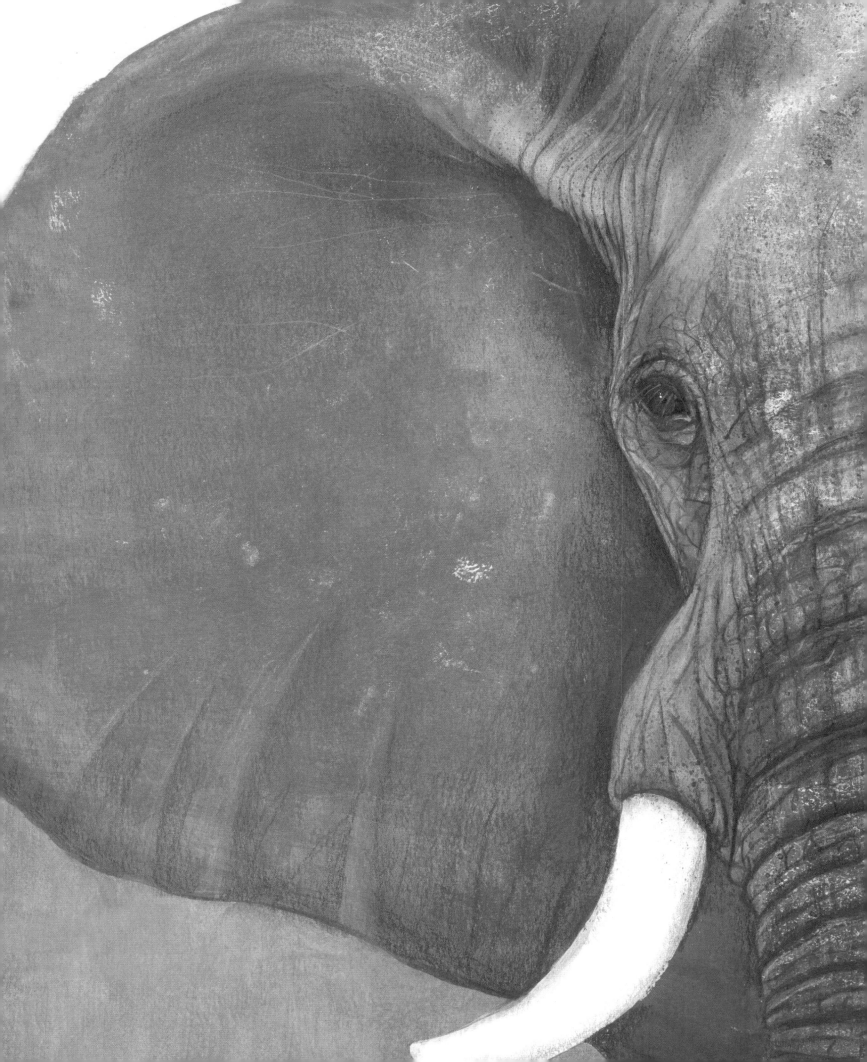

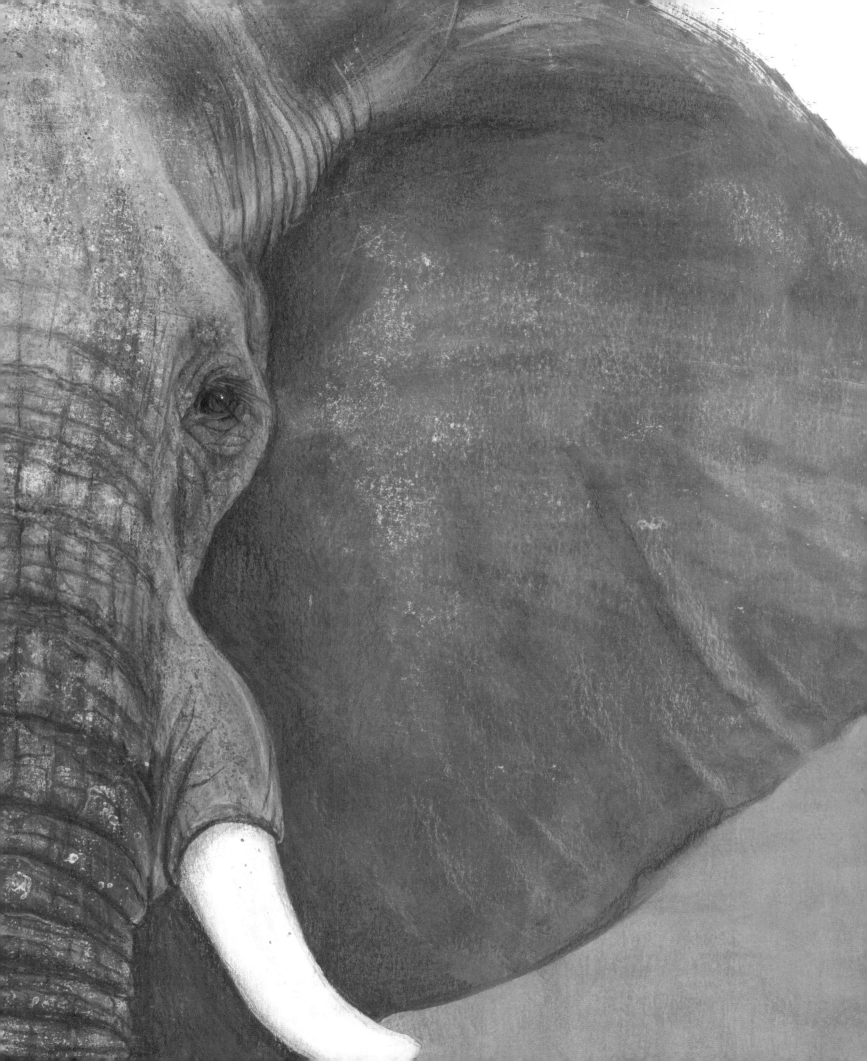

很多大象老了以后（60~70 岁时），会因为没了牙齿，不能再咀嚼固体食物而自然死亡。大象一生中会长出 6 套臼齿，每套 4 颗。最后 1 套臼齿脱落后，它们就会饿死。

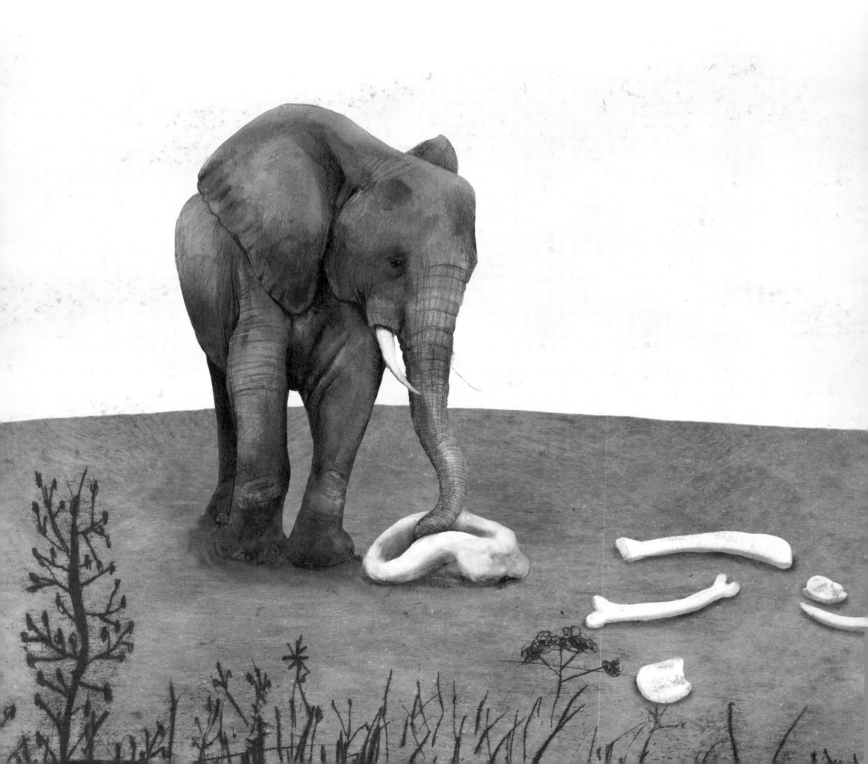

大象死后，它的亲人们会停留数天不愿离去，用象鼻触碰，用脚抚摸，用少量的草、树枝和泥土覆盖死去的大象的尸体。几年过后，还会有大象多次返回到这个地方。它们遇到不熟悉的大象骨骼时，也会好奇地停下来用象鼻轻轻翻看。

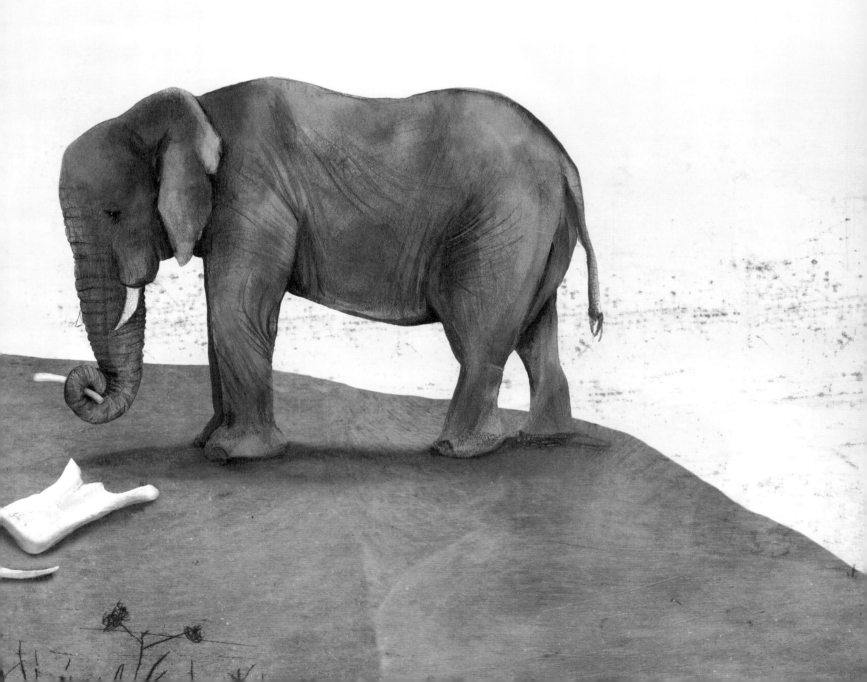

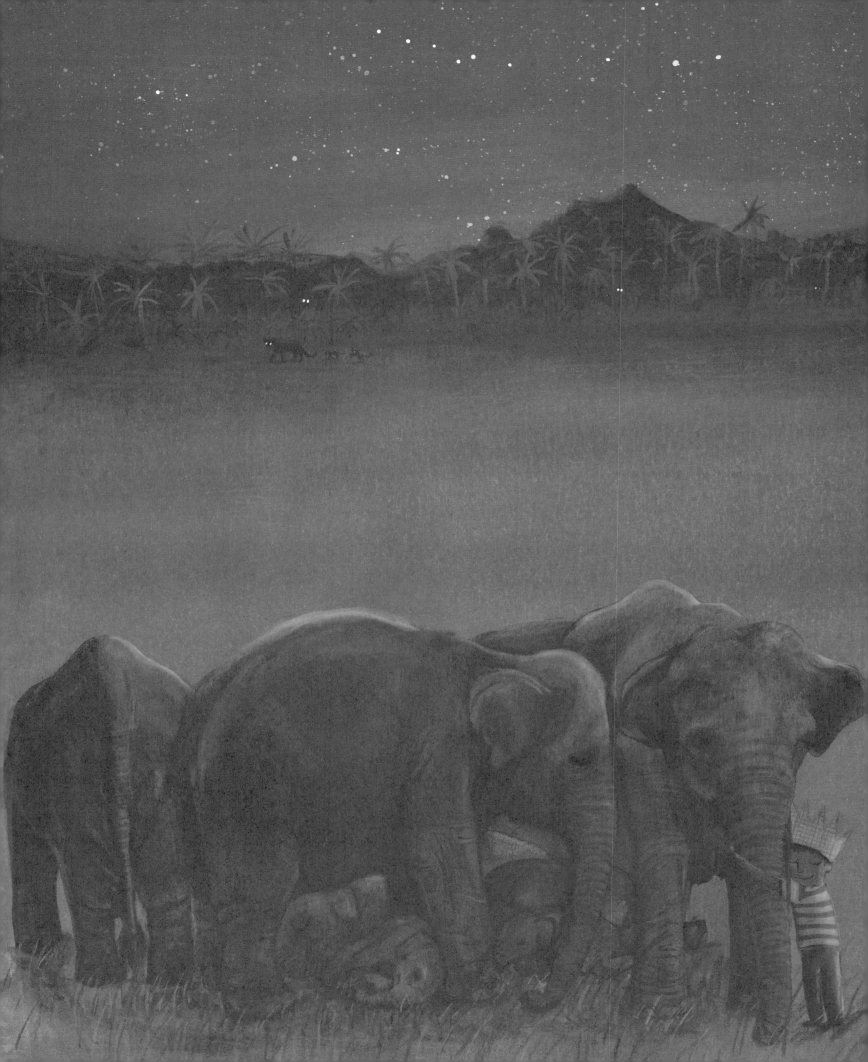

野生大象是睡眠时间最短的哺乳动物，有时它们每天只睡 2 个小时甚至完全不睡觉。担任族长的雌象几乎不会躺下来，它得一直站着，警惕随时发生的任何危险。

　　睡觉时，大象们会围在一起，体形较大的大象在外圈站着打盹，小象们则安全地躺在中间。

与大象不同，人类整夜都要睡觉。有时，
人们读着喜欢的书也能睡着，梦到……

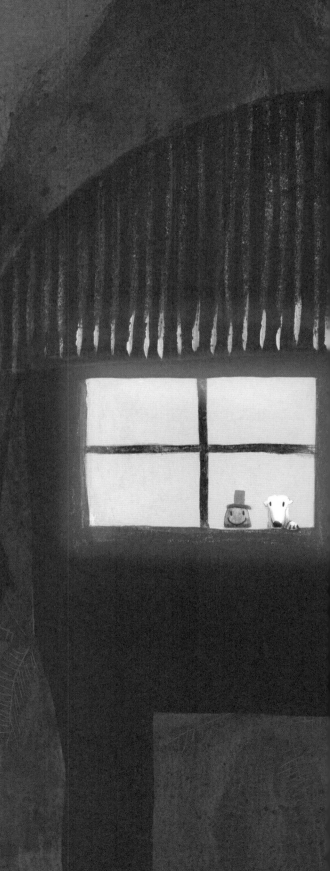

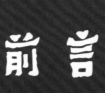
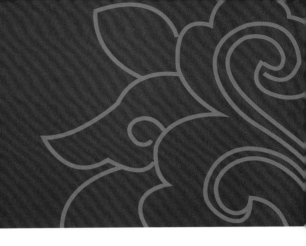

# 前 言

　　中华民族饮食文化博大精深，"药膳"在千百年间的中华民族饮食中有着举足轻重的作用，它结合中医学、营养学、烹饪学于一身，在药材与食材间不断变换着身份，成为人们在日常生活中饮食部分传承老祖宗千百年间流传下来的食文化遗产。药膳的选用，应在中医理论指导下，辨证选用，做到因时、因地、因人制宜，使其达到近代名医张锡纯在《医学衷中参西录》中所说："病人服之，不但疗病，并可充饥，不但充饥，更可适口。用之对症，病自渐愈，即不对症，亦无他患，诚为至稳至善之方也。"

　　云南生物多样性居全国之首，是中国17个生物多样性关键地区和全球34个物种最丰富的热点地区之一。大自然赋予了多样性的植物样本，在云南26个兄弟民族的共同开拓下，把植物、药材、食材巧妙的转换为餐桌美食，流传着"春天吃叶，夏天吃花，秋天吃果，冬天吃根"的传统养生习俗，也造就了众多云南药膳名菜，有流传百年仍为云南人和外地人长期追捧的文山三七汽锅鸡、昭通天麻炖鸡、石斛煨老鹅、当归炖鸡、理肺散心汤、马蹄叶炒蛋、油炸苦子果等。且各民族根据居住地气候特征，选取不同功效药物做成药膳，如傣族多居住在亚热带地区，比较潮湿，喜用芳香化湿型的药物及食物，如香茅草烤鱼。居住在滇东北高寒山区的彝族，喜用温热型的药物和食物，如川芎、生姜炖羊肉等。各民族特色鲜明，配料奇谲，无不神奇怪异。

　　《云南民族药膳》在各民族传统用法的基础上，运用现代烹饪方法，制作了云南民间较有特色的70种民族药膳，内容包括民族风味、原料、做法、食疗功效、使用禁忌、药材来源、别名、功效等。全书图文并茂，文字简洁明了，所配药膳实物图片使人垂涎欲滴，植物及药材图片可帮助人民准确用药，确保安全。该书科学性与实用性兼备，可弘扬云南民族药膳饮食文化之鲜明特色和博大精深。

　　本书编写过程中，参考了《中国药膳大辞典》《中华养生药膳大全》《药膳王》《中华药膳全书》《云南普洱药膳植物》《云南天然药物图鉴》《云南民族药志》《滇南本草》（增补）《中国植物志》《中国药典》等书籍及相关文献资料。编写过程中疏漏和不足之处在所难免，敬请广大读者提出宝贵意见和建议。

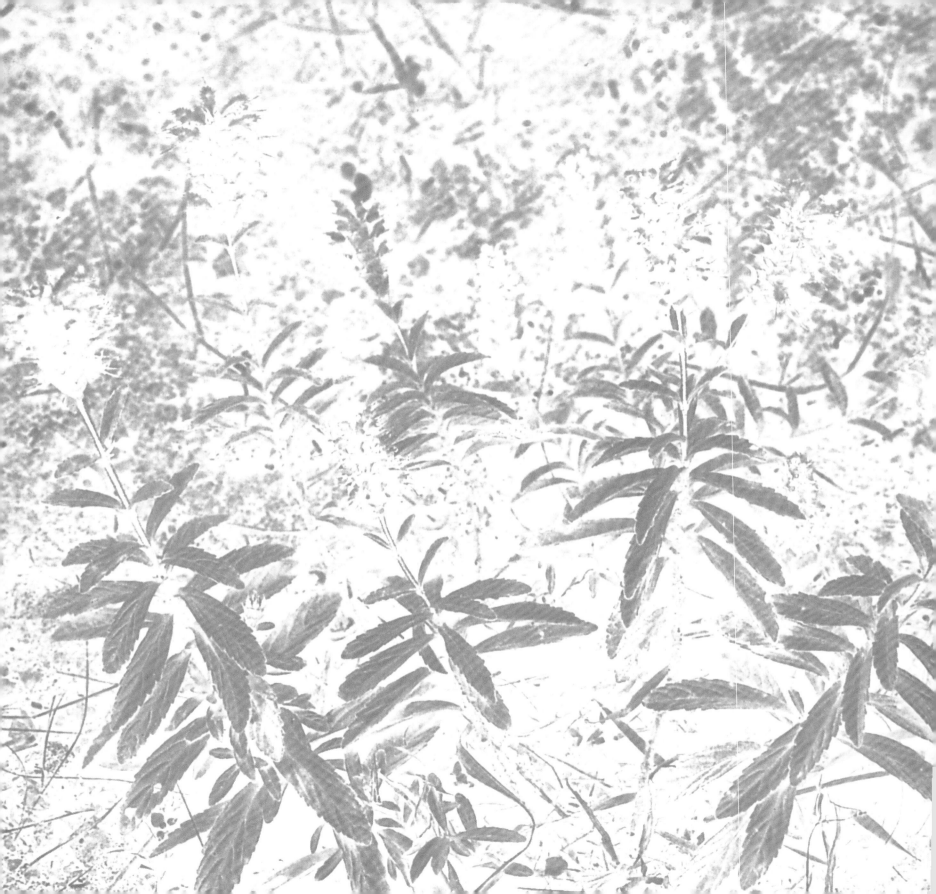

# 目 录

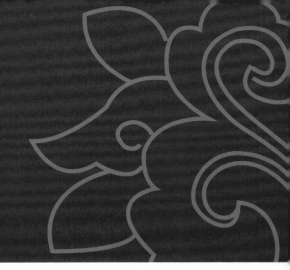

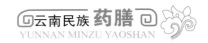

**民族风味** 壮族、苗族、彝族

# 三七汽锅鸡

| 原　料 | 三七（须根、块根）50g，鸡1只，食盐、姜、白胡椒、草果各适量。 |
| --- | --- |

**做　法** 鸡肉洗净斩成小块，加入盐、白胡椒腌制半小时，然后将鸡块均匀的码在汽锅四周，中间加入三七，在鸡肉表面铺上姜片、草果等，准备一个汤锅，直径和汽锅的差不多，在汤锅中加入清水，将一块干净的毛巾浸湿，围在汤锅四周，然后放上汽锅，用毛巾将汤锅和汽锅的边缘密封，大火将水烧开后，转成小火慢慢炖2个半小时，直到鸡肉熟为止。

**食疗功效** 补气血，通脉壮阳。

**使用禁忌** 孕妇及小孩忌服。

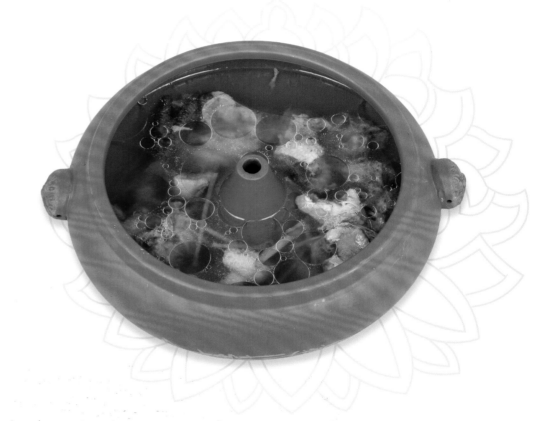

**药材来源** 三七为五加科人参属植物三七*Panax notoginseng*（Burkill）F.H.Chen ex C.Chow & W.G.Huang的根及根茎、花、叶。

**别　名** 参三七、滇三七、金不换、人参三七、田七；沙此（彝族名）。

**功　效** 根：散瘀止血，消肿定痛。叶：止血，消肿，定痛。花：清热，平肝，降压。

**药膳食用** 三七药酒、三七须根炖鸡或炖排骨等。

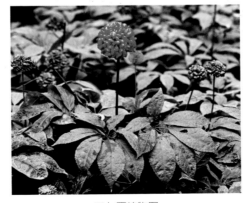

三七原植物图

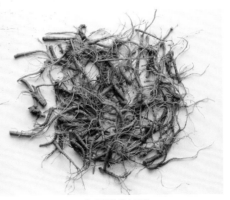

三七须根药材图

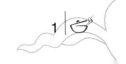

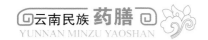
# 大芫荽炒肉片

 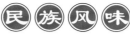 **民族风味** 傣族、哈尼族、傈僳族

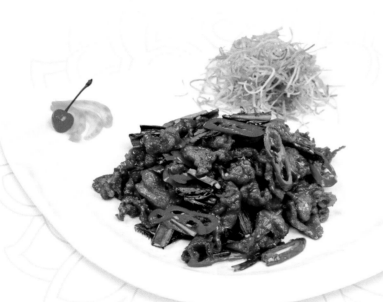

原　　料　大芫荽100g，牛肉200g，姜、蒜、红小米椒、盐、酱油、味精适量。

做　　法　大芫荽摘去根茎，洗净，滤干水分，切成小段。牛肉切成薄片，锅内放适量油，加热，放入牛肉炒至7成熟，起锅，将姜、蒜、小米椒放放锅中炒至微熟，倒入大芫荽及牛肉，一同翻炒，加入盐、味精、酱油适量即可。

食疗功效　健脾开胃，行气，解表。

使用禁忌　无。

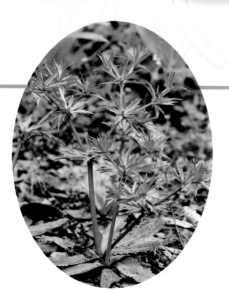

大芫荽植物图

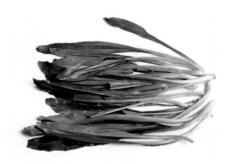

大芫荽药材图

药材来源　大芫荽为伞形科刺芹属植物刺芹*Eryngium foetidum* Linnaeus的叶。

别　　名　洋芫荽、刺芫荽、阿瓦芫荽、缅芫荽；曲盐生（傈僳族名）。

性　　味　微苦、辛，温。

功　　效　芳香健胃，行气止痛，祛风解表。

药膳食用　凉拌大芫荽、大芫荽蒸鱼。

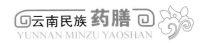

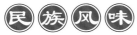 彝族、哈尼族、
佤族、拉祜族、
普米族、纳西族

# 大蓟根炖牛肉

原　　料　鲜大蓟根200g，黄牛肉400g，油、
　　　　　盐、姜、香菜适量。

做　　法　将大蓟根摘洗干净，切成斜片，
　　　　　牛肉洗净，共入罐内煮熟，一同服用。

食疗功效　治妇女干血痨或肝痨，恶寒发
　　　　　热，头疼，形体消瘦，精神短少。

使用禁忌　寒便泻者忌食之。

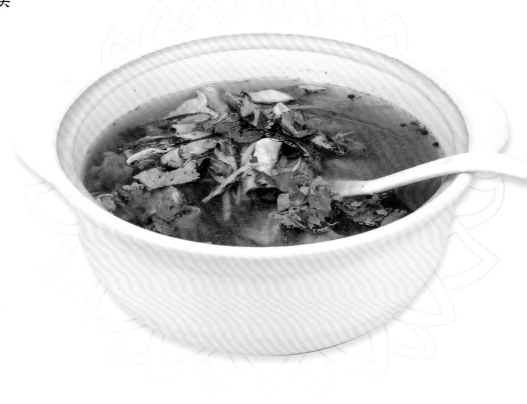

药材来源　大蓟为菊科蓟属植物蓟*Cirsium japonicum*
　　　　　Fisch. ex DC.的根。

别　　名　山萝卜、地萝卜、罗平蓟、鸡脚刺、三
　　　　　头菊。

性味归经　甘、苦，凉。归心、肝经。

功　　效　根：凉血，止血，祛瘀散结。

药膳食用　大蓟根炖鸡、大蓟粥、炒大蓟（嫩叶）、
　　　　　大蓟（嫩叶）炒鸡蛋、大蓟（嫩叶）烧牛
　　　　　肉、鲜大蓟根煮鸡蛋。

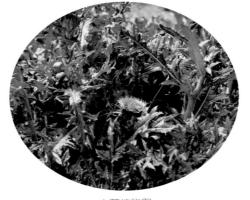

大蓟植物图

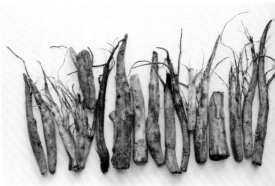

大蓟药材图

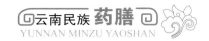
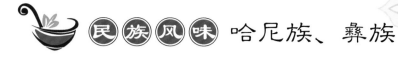

# 小山茶泡水

民族风味 哈尼族、彝族

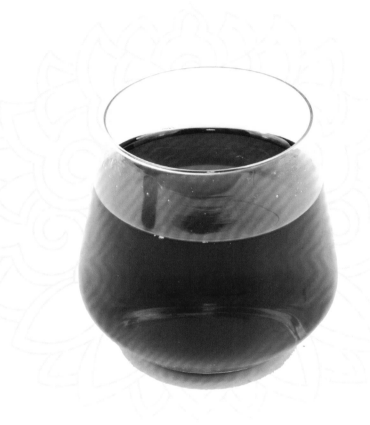

原　　料　小山茶10g，水。

做　　法　将小山茶晒干，用前洗净，放入水杯或水壶中，加入开水中冲泡4～10分钟后即可。

食疗功效　清热，解毒。

使用禁忌　无。

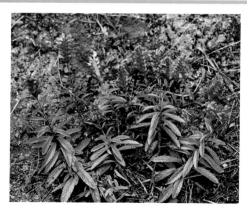

小山茶植物图

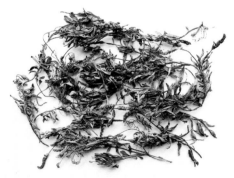

小山茶药材图

药材来源　小山茶为唇形科香薷属植物东紫苏 *Elsholtzia bodinieri* Vaniot的全株。

别　　名　牙刷草、凤尾茶、半边红茶、野山茶、小香茶。

性味归经　苦、辛，平。归肺、胃、肝经

功　　效　发散解表，清热利湿。

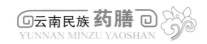
 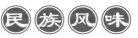民族风味 彝族、普米族、
白族、傈僳族、
纳西族

# 小红参泡酒

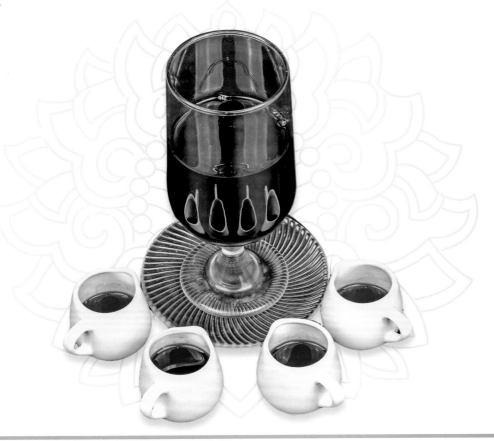

原　　料　小红参200g，酒2L。

做　　法　小红参洗净晾干，放入装有2升酒的玻璃瓶中浸泡3～4个月，喝前适当摇晃，使之混合均匀，每次喝30～50ml。

食疗功效　治风湿，跌打损伤疼痛。

使用禁忌　无。

---

**药材来源**　小红参为茜草科茜草属植物紫参*Rubia yunnanensis* Diels的根。

**别　　名**　小红药、滇茜草、小舒筋、小活血；消档眼草（白族名）、百家乳玉（傈僳族名）、色子片（普米族名）。

**性味归经**　甘、微苦，温。归肝、肺经。

**功　　效**　活血养血，祛瘀生新。

**药膳食用**　小红参炖排骨、小红参红糖水。

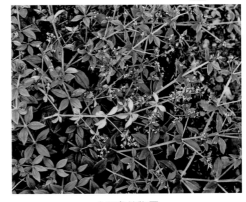

小红参植物图

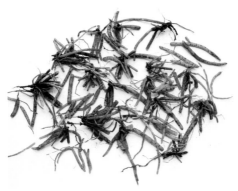
小红参药材图

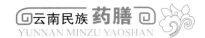
# 小荨麻鹅蛋汤

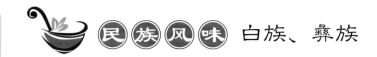
民族风味 白族、彝族

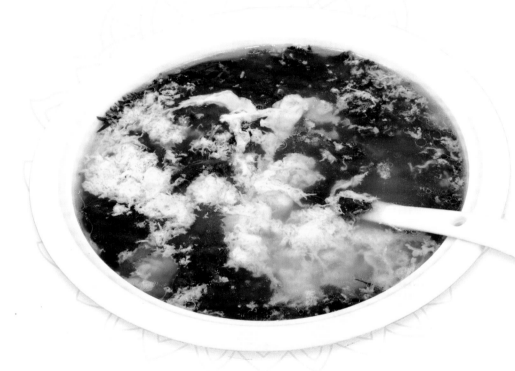

原　　料　小荨麻200g，鹅蛋1枚，油、盐适量。

做　　法　采集较嫩的小荨麻茎叶，洗净，鹅蛋打入碗内，调匀，锅内放入清水，置火上加热至沸腾，加上适量油，同时放入小荨麻和鹅蛋，煮2~3分钟，加适量盐即可。

食疗功效　清热解毒，祛火。

使用禁忌　易过敏者慎服。

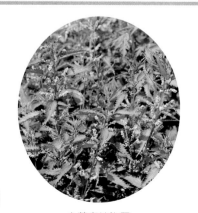

小荨麻植物图

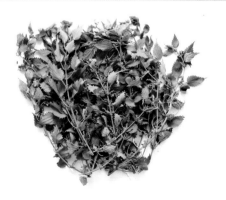

小荨麻药材图

药材来源　小荨麻为荨麻科荨麻属植物小果荨麻 *Urtica atrichocaulis* （Handel–Mazzetti） C.J.Chen的嫩茎叶。

别　　名　细荨麻、无刺荨麻、小苎麻。

性　　味　苦，凉。

功　　效　祛风镇惊，散瘀活血，舒筋活络。

药膳食用　小荨麻炖鸡、小荨麻肉末汤、素炒小荨麻。

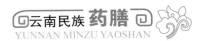
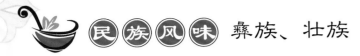
民族风味 彝族、壮族

## 小黑药肉饼

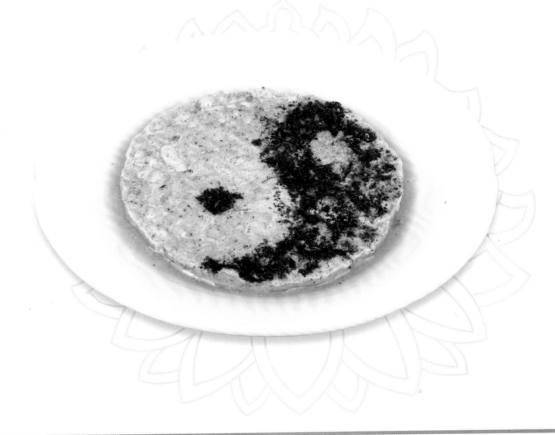

原　　料　小黑药10g，猪肉300g，盐、油适量。

做　　法　小黑药洗净，晾干，打成细粉。肉洗净，剁成肉末，放入碗中，将小黑药粉倒到肉末上，放适量的盐和水，搅拌均匀。放电饭煲或蒸锅上蒸30分钟左右。

食疗功效　祛风寒，消积滞，通经络。

使用禁忌　无

---

药材来源　小黑药为菊科羊耳菊属植物显脉旋覆花 *Duhaldea nervosa* Wall.的根。

别　　名　云威灵、草威灵、铁脚威灵、黑威灵。

性味归经　辛，温。归膀胱经。

功　　效　祛风除湿，活络止痛，健胃消食。

药膳食用　小黑药炖鸡、小黑药蒸鸡蛋。

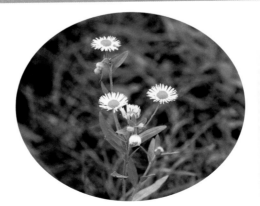

小黑药植物图

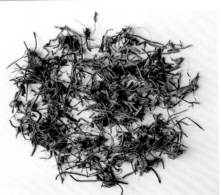

小黑药药材图

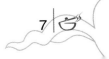

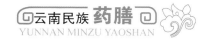
# 川贝母炖雪梨

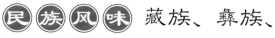 **民族风味** 藏族、彝族、纳西族、回族

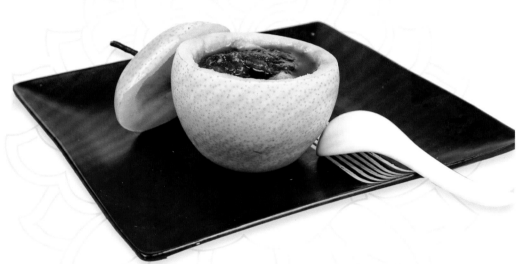

原　　料　川贝母15g，雪梨1个，黑糖2汤匙。

做　　法　梨洗净后，在梨的上1/4处横着切开，上部分做盖，将梨核挖去，待用。将川贝母捣碎成粉末，分别放入梨中，上面撒上黑糖，盖上梨盖；.将贝母梨放入蒸锅，用旺火蒸1小时取出，梨汁和果实共同食用。

食疗功效　清肺，祛痰，止咳。

使用禁忌　无。

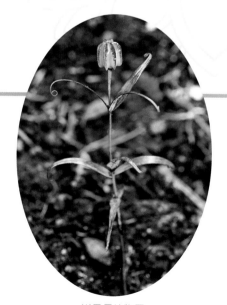

川贝母植物图

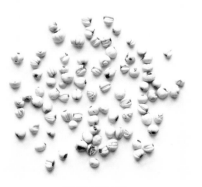

川贝母药材图

药材来源　川贝母为百合科贝母属植物川贝母 *Fritillaria cirrhosa* D. Don的鳞茎。

别　　名　川贝、雪山贝、贝母；阿皮卡（藏族名）。

性味归经　苦、甘，微寒。归肺、心经。

功　　效　清热润肺，化痰止咳，散结消痈。

药膳食用　川贝母蜂蜜饮、川贝母杏仁粥、川贝母炖猪肺。

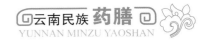

 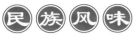 民族风味 彝族、纳西族、傈僳族

# 川芎焖羊肉

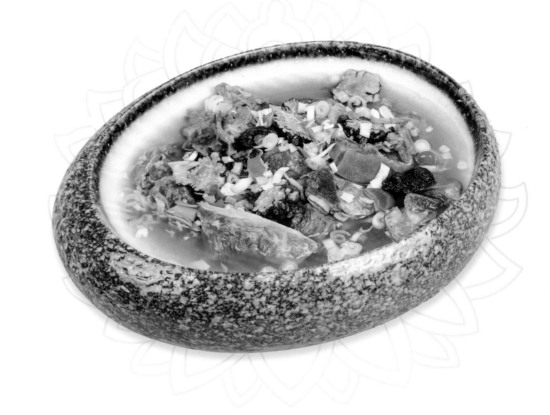

原　　料　川芎50g，生姜30g，羊肉500g，盐适量。

做　　法　将羊肉去肥脂，切块；生姜刮皮，洗净，切片；川芎洗净；把全部用料一齐放入瓦锅内，加清水适量，大火煮沸后，除去泡沫，小火煮至羊肉烂熟为度，调味即可。

食疗功效　补血，行气，补阳。

使用禁忌　阴虚火旺，上盛下虚及气弱之人及月经过多，孕妇及出血性疾病患者不能服用。

---

药材来源　川芎为伞形科藁本属植物川芎*Ligusticum Chuanxiong* Hort.的根茎。

别　　名　小叶川芎、抚芎；川芎莫（彝族名）。

性味归经　辛，温。归肝、胆、心包经。

功　　效　活血行气，祛风止痛。

药膳食用　川芎煮鸡蛋、川芎鸭、川芎炖鱼头。

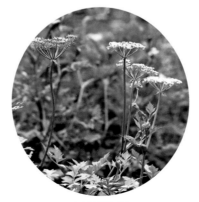

川芎植物图

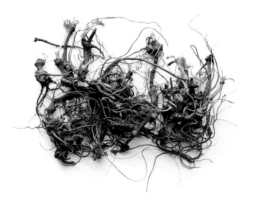
川芎药材图

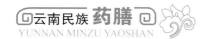
# 马蹄草肉丸子汤

 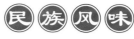 民族风味 傣族、哈尼族、布朗族

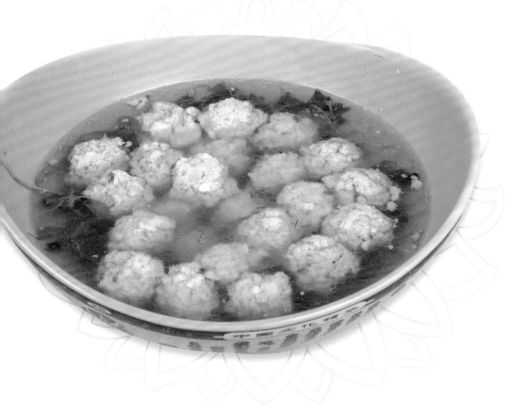

原　　料　马蹄草100g，猪肉300g，豆腐、油、盐适量。

做　　法　马蹄草除去老叶和杂质后清洗干净，备用，猪肉剁成肉末，加入适量的豆腐和盐，拌匀，泥成小团。锅内放入适量水，烧沸后加入肉丸子煮5分钟左右，加入马蹄草，继续煮5分钟左右后，放入适量盐即可。

食疗功效　清热解毒，降血压，抗疲劳。

使用禁忌　无。

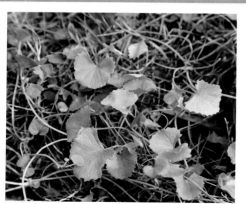

马蹄草植物图

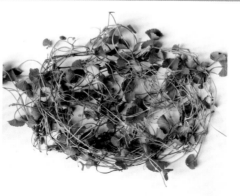

马蹄草药材图

药材来源　马蹄草为伞形积雪草属植物积雪草科 *Centella asiatica*（Linnaeus）Urban的全草

别　　名　草如意、红马蹄草、崩大碗、马蹄碗。

性味归经　苦、辛，寒。归肝、脾、肾经。

功　　效　清热利湿，解毒消肿。

药膳食用　马蹄草炒鸡蛋、凉拌马蹄草、马蹄草煎蛋。

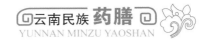

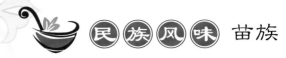 民族风味 苗族

# 天冬炒肉片

原　　料　天冬30g，猪肉200g，油、生粉、酱油、料酒、食盐等适量。

做　　法　温水泡发天冬，切片备用。猪肉切成薄片，加入适量生粉、酱油、料酒和盐拌匀，锅内加入适量的油，加热，倒入肉片翻炒，起锅；再加入适量油，加入天冬翻炒5分钟，倒入炒熟的肉片一起混炒1~2分钟即可。

食疗功效　滋补肾阴。

使用禁忌　无。

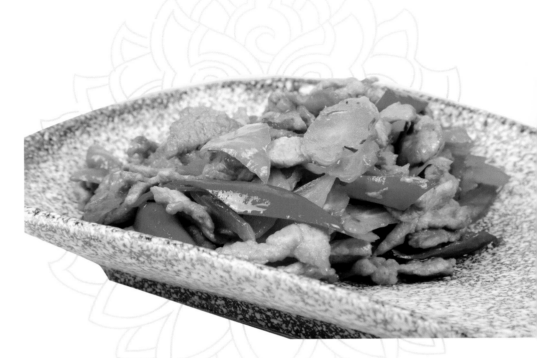

药材来源　天冬为假叶树科天门冬属植物天门冬 *Asparagus cochinchinensis*（Loureiro）Merrill 的块根。

别　　名　天冬草、十二兄弟、大马冬、老虎尾巴根；枣紫（苗族语）

性味归经　甘、苦，寒。归肺、肾经。

功　　效　养阴润燥，清肺生津。

药膳食用　天冬煮鸡、天门冬萝卜汤、天门冬膏、天门冬粥、天门冬猪瘦肉汤。

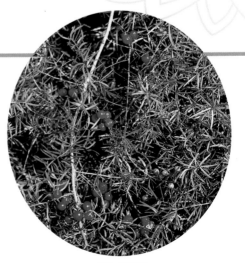

天冬植物图

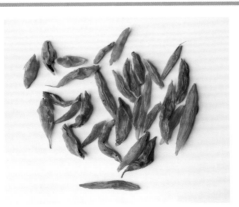

天冬药材图

# 天麻刺身

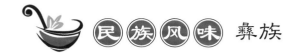
民族风味 彝族

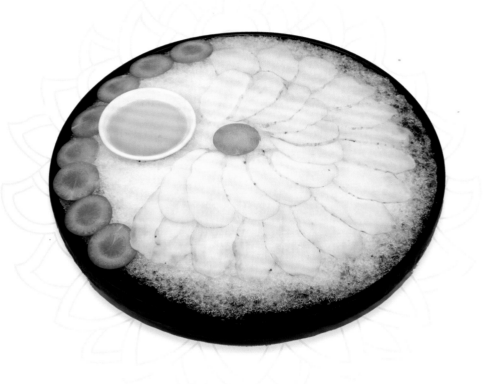

原　　料　鲜天麻100g，蜂蜜适量。

做　　法　天麻洗净，切成薄片，放入有冰块的盘中，蘸蜂蜜食用。

食疗功效　祛风除湿，补血补气，止眩晕，活血化瘀，降压，滋阴，养颜，延年益寿。

使用禁忌　孕妇及小孩忌服。

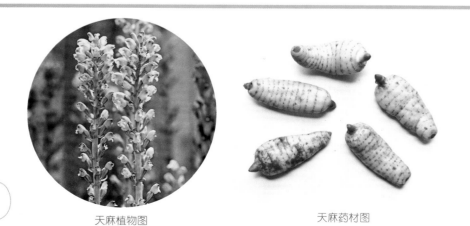

天麻植物图　　　　　天麻药材图

药材来源　天麻为兰科天麻属植物天麻*Gastrodia elata* Blume的块茎。

别　　名　赤箭、明天麻、木蒲。

性味归经　甘，平。归肝经。

功　　效　平肝息风，止痉。

药膳食用　天麻火腿鸡、天麻蒸鸡蛋、天麻肉片汤、天麻焖鸡块、天麻炖甲鱼、天麻红枣煲老鸭、天麻鱼头汤、天麻核桃鱼、天麻鸭子、天麻山鸡火锅、天麻猪排骨火锅、天麻猪脑粥、天麻煮鸡蛋、天麻烧牛尾、天麻炖鸡、天麻蒸鸽子、天麻扣鸡宝。

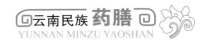
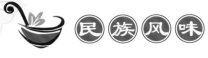
民族风味 白族、拉祜族、纳西族

# 木瓜炒鱼丝

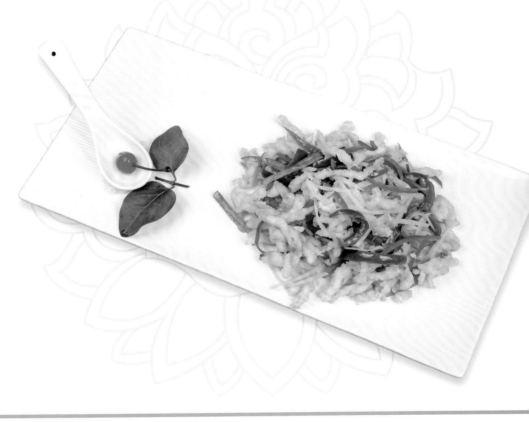

原　　料　木瓜（果实）50g，鸡蛋1个，鱼肉200g，油、盐、淀粉、味精、白糖、大辣椒各适量。

做　　法　将酸木瓜去皮、去心切成丝，入沸水锅中煮一下，捞出。鱼切丝，用食盐、鸡蛋、湿淀粉上浆，大辣椒洗净，去蒂，去籽切成丝。炒锅上旺火烧热，注入适量油烧至三成熟时，放入肉丝滑散至断生，起锅倒入漏勺滤去油。炒锅回火上，放油，下大辣椒丝炒熟，倒入酸木瓜丝、肉丝，加入食盐即成。

食疗功效　有止泻，提神，补气之功效。对急性胃肠炎显效。常食能治风湿，开胃助消化，还可抑制肠胃病菌。

使用禁忌　无。

药材来源　木瓜为蔷薇科木瓜海棠属植物皱皮木瓜 *Chaenomeles speciosa*（Sweet）Nakai的果实。

别　　名　酸木瓜、皱皮木瓜、光皮木瓜。

性味归经　酸，温。归肝、脾经。

功　　效　舒筋活络，和胃化湿，舒肝止痛。

药膳食用　木瓜炒肉丝、木瓜炖鸡、木瓜煮鱼、木瓜焖鸡、蜜饯木瓜。

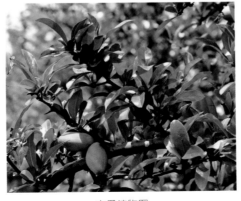

木瓜植物图

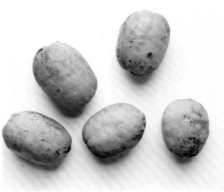

木瓜药材图

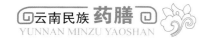

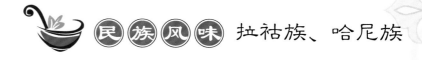

# 木姜子泡菜鱼

民族风味 拉祜族、哈尼族

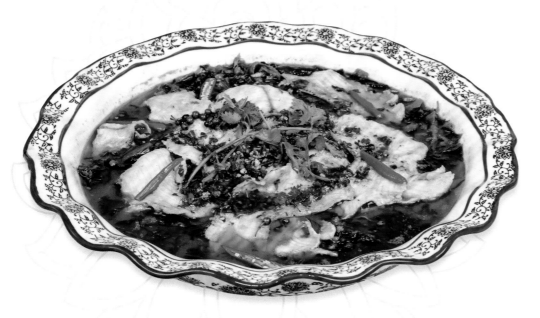

原　　料　木姜子50g，罗非鱼1条，红米辣、蒜、姜、油、泡菜、盐、花椒各适量。

做　　法　先把鱼肉切厚片，鱼骨切块，准备佐料：红米辣切碎，姜切块，蒜拍碎，花椒适量备用；用盐把鱼肉揉搓，清水洗净备用，这样鱼片煮出来不会散，热锅凉油，放入姜、蒜、红米辣、酸菜一同翻炒，炒出香味后，放入骨块快速翻炒至鱼肉稍微变色后加水煮，汤沸腾时再放入鱼片，少许花椒，待鱼片熟了以后放入少许盐、木姜子油，起锅后，放入香菜即可。

食疗功效　祛风散寒，除湿，补益。

使用禁忌　无。

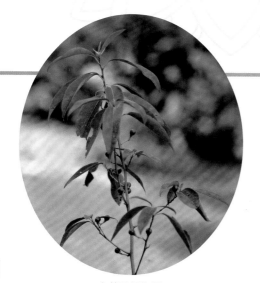

木姜子植物图

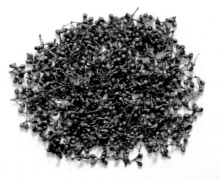

木姜子药材图

药材来源　木姜子为樟科木姜子属植物木姜子 *Litsea garrettii* Gamble.的果实。

别　　名　山鸡椒、木香子、山苍子。

性　　味　味辛、微辣，温。

功　　效　祛风散寒，理气止痛。

药膳食用　木姜子油、凉拌木姜子、木姜子香鸡、木姜子炒猪肚、木姜子炒牛肚、木姜子猪大肠、木姜子野猪肉。

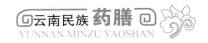

 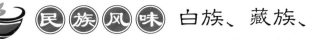 白族、藏族、
傈僳族、纳西族

# 牛蒡猪脚汤

原　　料　牛蒡子80g，猪脚200g，姜、盐适量。

做　　法　将牛蒡子根洗净切小块，和剁小的猪
脚共煮3小时，待猪脚煮熟烂，放少许
盐，喝汤食肉。

食疗功效　清热解毒，消炎利水。适用于经常生
疮患者。

使用禁忌　无

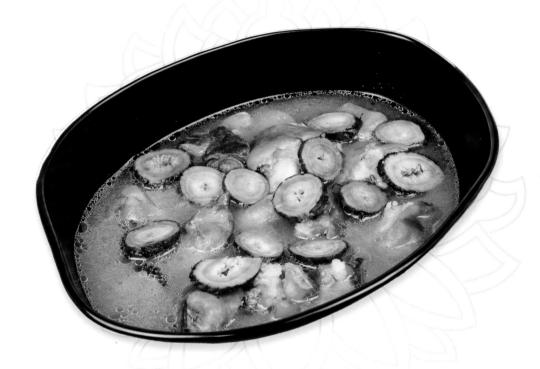

药材来源　牛蒡为菊科牛蒡属植物牛蒡*Arctium lappa*
L.根。

别　　名　恶的实、鼠粘子、大力子；蒗松（藏族
名）、莫若罗（傈僳族名）。

性　　味　苦、涩，温。

功　　效　祛风除热。

药膳食用　牛蒡根炖排骨、牛蒡根炖鸡、牛蒡根炖
牛肉。

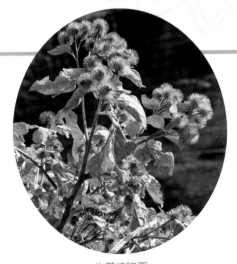

牛蒡植物图

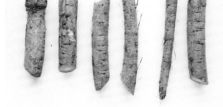

牛蒡药材图

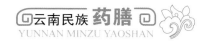
# 车前草炖猪小肚

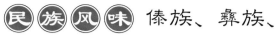
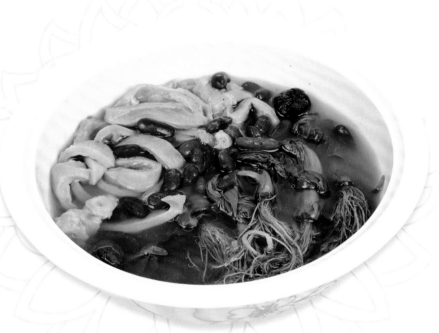

| | |
|---|---|
| 原　　料 | 车前草幼株200g，猪小肚200g，赤小豆50g，油、盐适量。 |
| 做　　法 | 把猪小肚翻转，用面粉、盐搓洗。然后用清水冲洗干净。用热水汆一下，用凉水冲洗，切条备用。洗净车前草，扎成一小结。把猪小肚、车前草、赤小豆一起放入沙煲内。加水大火煲至水滚后，用布盖住锅盖的透气孔，小火煲2小时。加盐即可食用。 |
| 食疗功效 | 消水肿，去湿毒，减肥，治血尿及妇科带下。 |
| 使用禁忌 | 无。 |

| | |
|---|---|
| **药材来源** | 车前草为车前科车前草属植物车前 *Plantago erosa* Wall. 的全草。 |
| **别　　名** | 蛤蟆叶、哈帕朵（哈尼族名）。 |
| **性　　味** | 甘，寒。 |
| **功　　效** | 清热利尿，祛痰，止咳，明目。 |
| **药膳食用** | 车前草饺子、凉拌车前草、炒车前草、车前汤、绿茶车前草、枸杞大枣车前草汤、车前草鸡骨草炖鱼头、车前草拌鸭肠。 |

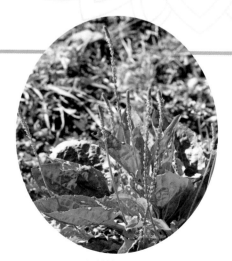

车前草植物图

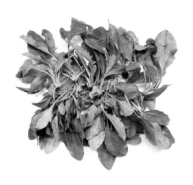

车前草药材图

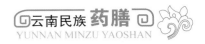

 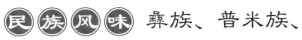 彝族、普米族、白族、傈僳族

# 玉米须白茅根汤

原　　料　玉米须100g，白茅根、红枣适量。

做　　法　将三种中药材放入清水中浸泡一个小时，然后小火熬煮40分钟。滤去药渣，服用药液及红枣。

食疗功效　清热，利胆，排石。适用于肝胆湿热型胆石症。

使用禁忌　孕妇忌服。

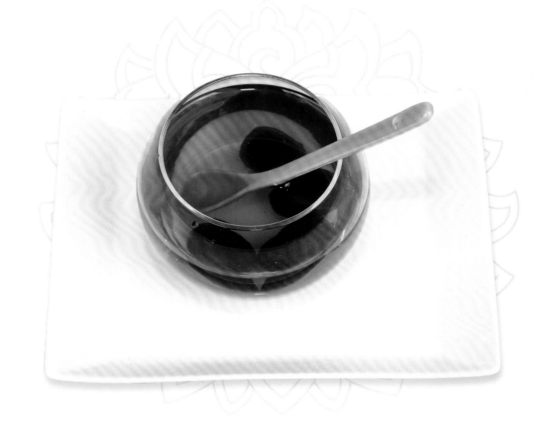

药材来源　玉米须为禾本科玉蜀黍属植物玉蜀黍 *Zea mays* Linnaeus.的花柱。

别　　名　包谷。

性　　味　甘，平。

功　　效　清血热，利尿，平肝，退黄消肿，利胆。

药膳食用　玉米须当归饮、玉米须茶、玉米须苡仁粥、玉米须石斛茶、玉米须煲乌龟、玉米须红糖茶、玉米须猪排骨瘦身汤、玉米须煮鸡蛋。

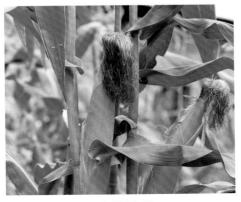

玉米须植物图

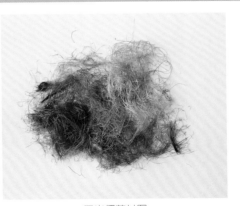

玉米须药材图

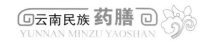
# 艾叶煮红糖鸡蛋

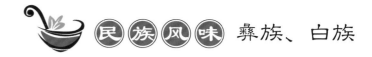
民族风味 彝族、白族

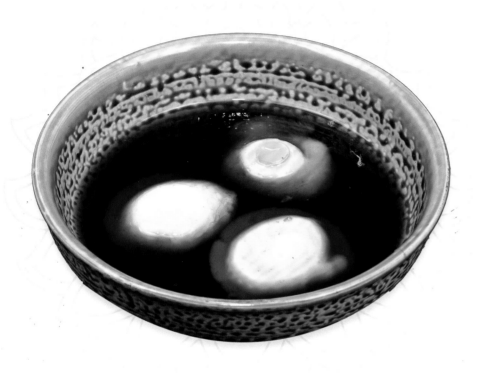

原　　料　艾叶10g，鸡蛋2个，红糖适量。

做　　法　艾叶洗干净，倒入适量的水，熬开艾叶水，捞出艾叶渣，倒入适量红糖，打入鸡蛋，再烧开，煮4～5分钟即可。

食疗功效　温通经脉，散寒化瘀。

使用禁忌　孕妇忌服。

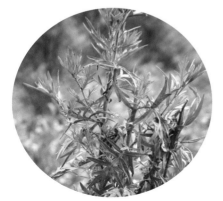

艾叶植物图

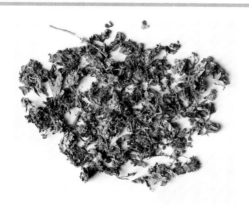

艾叶药材图

**药材来源**　艾叶为菊科蒿属植物艾 *Artemisia argyi* Lé veill & Vaniot的叶。

**别　　名**　家艾、五月艾、艾蒿。

**性味归经**　辛、苦，温。有小毒。归肝、脾、肾经。

**功　　效**　温经止血，散寒止痛。

**药膳食用**　艾叶青团、艾叶饼、艾叶母鸡汤、艾叶甜汤、艾叶阿胶粥、艾叶肉圆、艾叶饺子、姜艾鸡蛋、面粉蒸艾叶、艾叶菜团、艾叶煎鸡蛋、艾叶肉圆、艾叶水糕、艾叶蒜汤、艾叶红糖水。

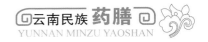

 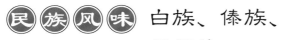 **民族风味** 白族、傣族、傈僳族

# 叶下珠煮猪肝

原　　料　叶下珠20g，猪肝250g，盐、酱油、辣椒粉各适量。

做　　法　叶下珠除去泥沙洗净，切成段；猪肝洗净。锅中加水500毫升，入前二物，用大火煮沸后，去浮沫，转用小火炖煮，至水干即成。将煮好的猪肝切成薄片，蘸酱油作佐餐食用。

食疗功效　清肝热、去水湿、退黄疸，又能补肝血，祛邪而不伤正，适合肝炎病人食用。

使用禁忌　无。

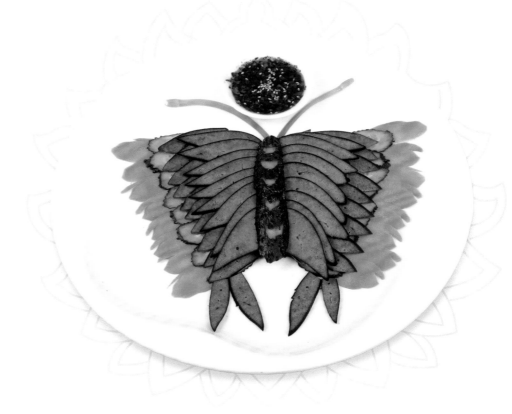

**药材来源**　叶下珠为大戟科叶下珠属植物叶下珠 *Phyllanthus urinaria* Linnaeus的全草。

**别　　名**　珍珠草、阴阳草、日开夜闭；牙海巴（傣族名）、阿钱莫（傈僳族名）。

**性味归经**　微苦、甘，凉。归肝、肾经。

**功　　效**　清热利湿，清肝明目，利水消肿。

**药膳食用**　叶下珠煮猪肉、叶下珠鸭肝汤。

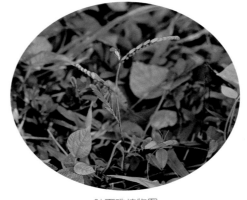

叶下珠植物图

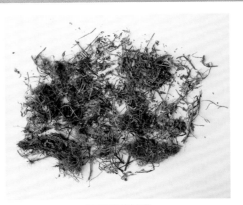

叶下珠药材图

# 仙人掌炒鸡蛋

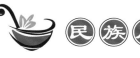 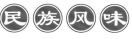

民族风味 白族、纳西族、傣族

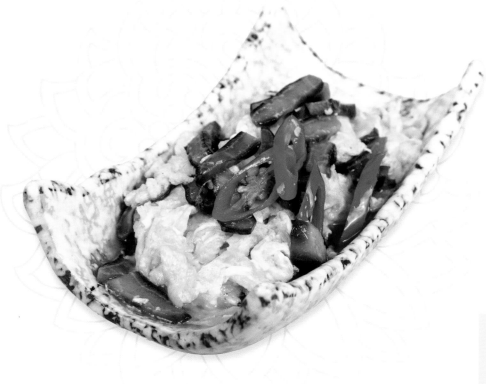

原　　料　仙人掌100g，鸡蛋2个，植物油、精盐、红椒适量。

做　　法　将仙人掌洗净，去刺，切成薄片。将鸡蛋打入碗中，炒锅放油，烧至八成热时，先将鸡蛋倒入锅中，翻炒片刻后，倒入红椒和仙人掌片，加入调料，迅速翻炒2～3分钟，盛入盘内即成。

食疗功效　解毒消炎，益气滋阳，通络止痛，开胃化痰。

使用禁忌　无。

药材来源　仙人掌为仙人掌科仙人掌属植物单刺仙人掌 *Opuntia monacantha* Haworth的茎叶。

别　　名　仙桃仙巴掌、云南仙人掌、扁金刚；搓河介（纳西族名）、些顾章（傣族名）。

性味归经　苦，寒。归胃、肺、大肠经。

功　　效　解毒消炎，止痛。

药膳食用　仙人掌米汤饮、凉拌仙人掌、凤丝仙人掌、仙人掌炖鸡、蜜拌仙人掌、炝仙人掌条、仙人掌拌鸡丝、仙人掌拌豆腐、仙人掌奶昔、仙人掌咸菜、仙人掌蘸酱、仙人掌拌粉丝、仙人掌鲜榨汁、香菇仙人掌、仙人掌炒牛肉、仙人掌炒尖椒、仙人掌炒肉末、仙人掌炒肚丝、仙人掌炒鸡块、仙人掌酸菜鱼、仙人掌炖排骨、仙人掌饺子。

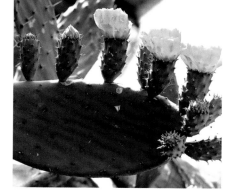

仙人掌植物图

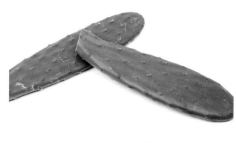
仙人掌药材图

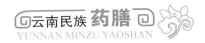

 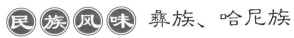 彝族、哈尼族

# 仙茅根炖鲫鱼

原　　料　鲜仙茅根30g，鲫鱼500g，盐适量。

做　　法　仙茅根洗净备用，鲫鱼洗净后，放入锅中煎黄，仙茅根放锅中加入水，用大火煮沸后，改为小火煮30分钟，加入煎好的鲫鱼及适量盐，继续煮15分钟后即食。

食疗功效　补肾壮阳。

使用禁忌　孕妇、小孩及体弱者禁服。不可生食，用量不宜大。

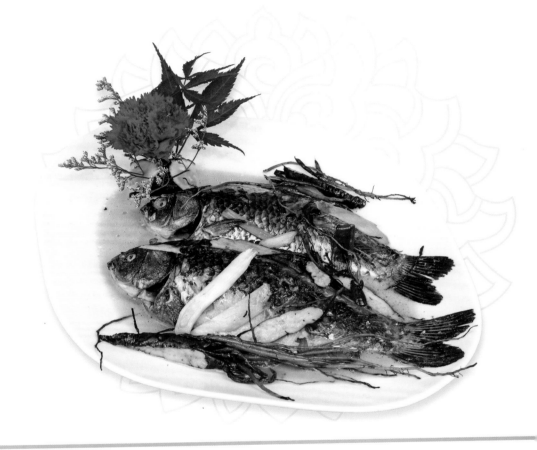

药材来源　仙茅为仙茅科仙茅属植物仙茅 *Curculigo orchioides* Gaertner的根。

别　　名　假虫草、仙茅参、小棕根；东鲁八鲁（哈尼族名）、玉马斯斗的（彝族名）。

性味归经　辛，热。有毒。归肾、肝、脾经。

功　　效　补肾阳，强筋骨，祛寒湿。

药膳食用　仙茅根炖鸡、仙茅炖瘦肉、仙茅酒、仙茅炖羊肉、仙茅煲虾汤、仙茅烧鲤鱼、桑叶仙茅煮猪腰。

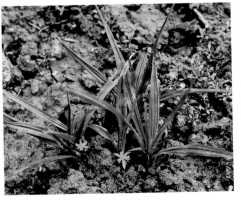

仙茅植物图

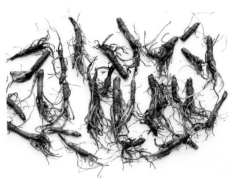

仙茅药材图

# 白及粥

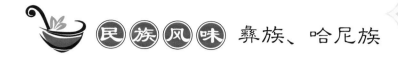

民族风味 彝族、哈尼族

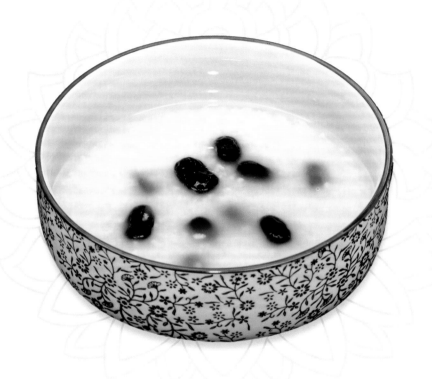

原　　料　鲜白及30克，糯米100克，大枣5枚，蜂蜜25克。

做　　法　将新鲜白及洗净切薄片，加水适量，煎煮1小时，去渣留药液继续煎沸至稠，倒小碗内待用。糯米、大枣加水煮至粥将熟时，将煎好的白及膏及蜂蜜加入粥中，改小火稍煮片刻，待粥汤黏稠即可。

食疗功效　补肺止血，养胃生肌。适用于肺胃出血、胃及十二指肠溃疡出血等。

使用禁忌　无。

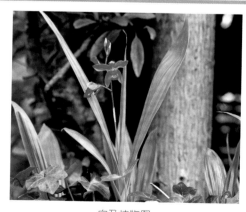

白及植物图

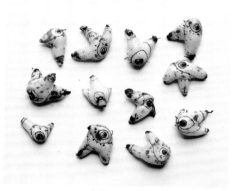

白及药材图

药材来源　白及为兰科白及属植物白及*Bletilla striata*（Thunberg）H.G.Reichenbach Bot. Zeitung（Berlin）的块茎。

别　　名　小白芨、白鸟儿头、大白芨、棕叶白芨。

性味归经　苦、甘、涩，微寒。归肺、肝、胃经。

功　　效　收敛止血，消肿生肌。

药膳食用　白及冰糖燕窝、白及蒸鸡蛋、三七白及粥、白及蒸银耳。

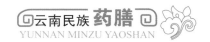
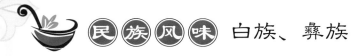
民族风味 白族、彝族

## 白果桂花羹

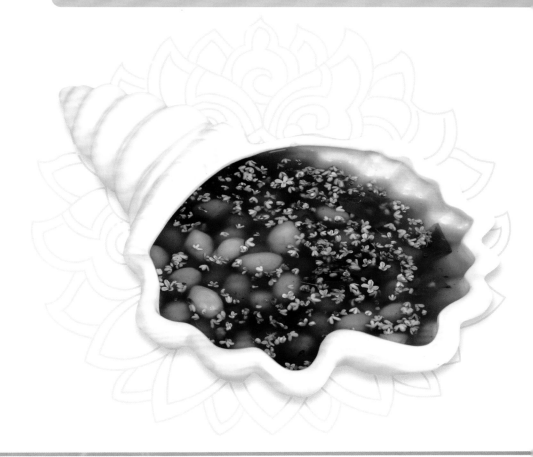

原　　料　白果肉100g，桂花5g，糖100g，生粉少许。

做　　法　将白果肉放在清水锅中煮15分钟，捞出洗净滤干。锅中加入适量清水，放大火上煮滚后加入糖和洗净的熟白果，再煮滚后撇去浮沫，放入桂花，用生粉水勾薄芡即可。

食疗功效　止咳定喘，延年养生。

使用禁忌　小孩、孕妇慎服；不可生食，剂量不宜大。

药材来源　白果为银杏科银杏属植物银杏*Ginkgo biloba* Linnaeus的果实。

别　　名　白果树、公孙树、鸭脚子。

性味归经　甘、苦、涩，平。有毒。归肺经、肾经。

功　　效　敛肺定喘，止带缩尿。

药膳食用　白果炖小肚、银杏蒸鸭、白果炖鸡或炖肉、冰糖白果、白果汤、白果粥、白果奶饮、白果烧牛肉。

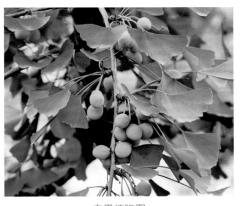
白果植物图

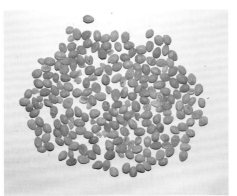
白果药材图

# 包烧芭蕉花

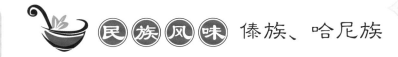

民族风味 傣族、哈尼族

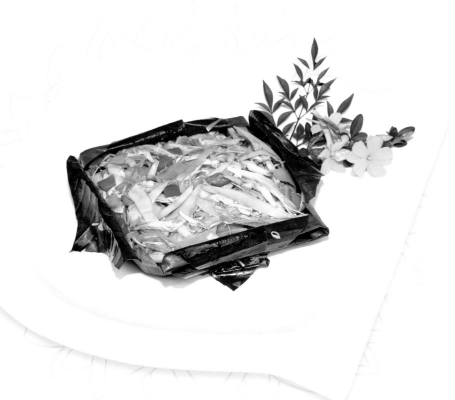

| | |
|---|---|
| 原　　料 | 芭蕉花100g，小米辣、香菜、蒜、姜、盐等各适量。 |
| 做　　法 | 芭蕉花洗净，放入水中煮2分钟，捞出放入冷水中泡2分钟，沥干水分备用；小米辣、香菜等切碎，做成傣家佐料；将芭蕉花放在芭蕉叶上，拌上傣家佐料，包裹后用碳烤熟。 |
| 食疗功效 | 可治热病，中暑，脚气，痈肿热毒，烫伤。 |
| 使用禁忌 | 火旺泄精，阴虚水乏，小便不利，口舌干燥者皆禁用。 |

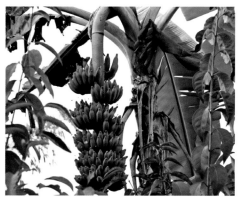

巴蕉花植物图

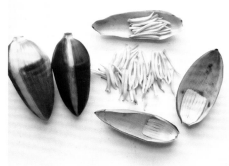

巴蕉花药材图

| | |
|---|---|
| 药材来源 | 芭蕉花为芭蕉科芭蕉属植物芭蕉*Musa basjoo* Siebold & Zuccarini的花蕾 |
| 别　　名 | 芭直、甘蕉；聂则、聂得鱼（彝族名）、阿壳门（傈僳族名）。 |
| 性　　味 | 甘淡、微辛，凉。 |
| 功　　效 | 化痰软坚，平肝，和瘀，通经。 |
| 药膳食用 | 香酥芭蕉花、芭蕉花煎蛋、芭蕉花红烧肉、五花肉炒芭蕉花、红烧罐头煮芭蕉花。 |

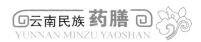

民族风味 彝族、白族、纳西族

## 百合南瓜蒸鱼片

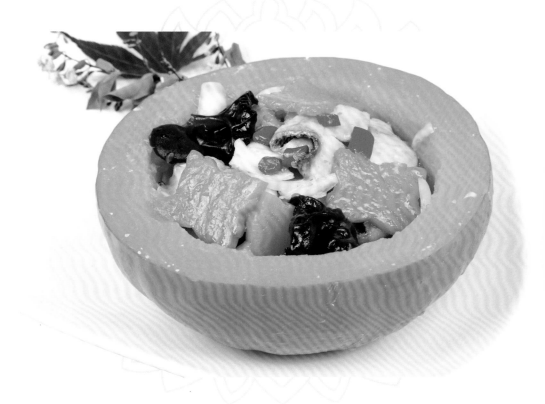

**原　　料** 鲜百合150g，草鱼片200g、南瓜1个、葱、姜、甜椒、盐、料酒、胡椒粉、淀粉、油适量。

**做　　法** 鲜百合剥成片，鱼肉切片，南瓜切成两半，用其中一半，掏出果肉切片，鱼肉片先用少许盐、胡椒粉、料酒腌10分钟后，再拌入淀粉，放入开水汆烫过。将葱、姜切末，甜椒切片，锅内倒入2大匙色拉油，先将葱、姜爆香，再加入1/3杯的水煮开，将上述所有材料混匀，倒入准备好的半个南瓜中，蒸30分钟食用。

**食疗功效** 止咳化痰，宁心安神。

**使用禁忌** 无。

---

**药材来源** 百合为百合科百合属植物卷丹*Lilium lancifolium* Thunb.的鳞茎。

**别　　名** 药百合、百合花。

**性味归经** 甘、寒。归心、肺经。

**功　　效** 润肺止咳，化痰。

**药膳食用** 百合肉圆子、百合粥、玉合苹果汤、百合雪梨汤、百合炒马蹄、百合蒸南瓜、百合炒鱼片、莲子百合红豆沙、绿豆百合粥。

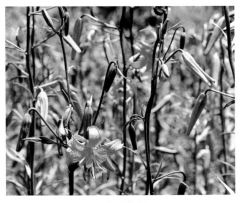

卷丹植物图

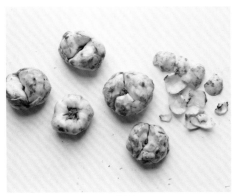

百合药材图

# 当归炖乳鸽

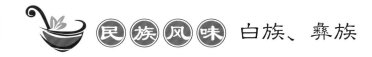

民族风味 白族、彝族

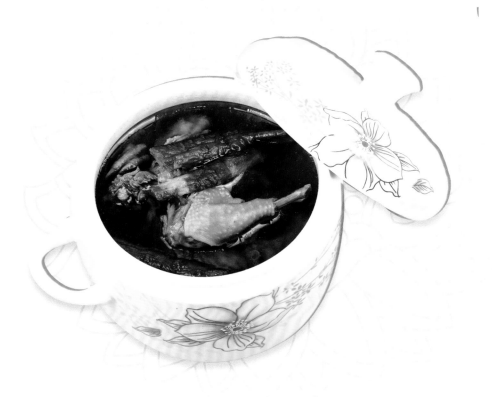

原　　料　当归50g，乳鸽1只，油、盐适量。

做　　法　乳鸽洗净后放入锅中焯水，水开后，有浮沫滚出即刻捞出乳鸽沥干，放入砂锅中，加入当归、适量的清水及油，大火烧开，待汤汁收到一半左右加盐调味即可。

食疗功效　补血活血，补气。

使用禁忌　孕妇忌服。

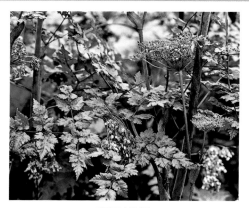

当归植物图

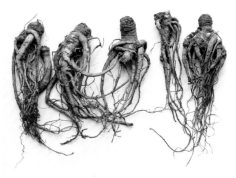

当归药材图

药材来源　当归为伞形科当归属植物当归*Angelica sinensis*（Oliver）Diels的根茎及根。

别　　名　云归、秦归、岷归。

性味归经　甘、辛，温。归肝、心、脾经。

功　　效　补血活血，调经止痛，润肠通便。

药膳食用　当归乌鸡汤、当归鸡蛋红糖水、当归羊肉汤、当归黄汤、当归蒸鸡、当归核桃羊肉羹、当归粥。

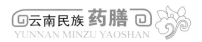
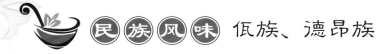
**民族风味** 佤族、德昂族

# 回心草炖猪心

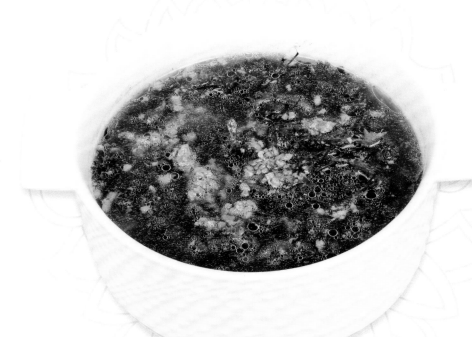

| | |
|---|---|
| 原　　料 | 回心草10g，猪心1个，胡椒粉、盐、油适量。 |
| 做　　法 | 猪心洗净，剁成末，放入砂锅中，加入足够量的水及适量油，大水煮开，改为小火炖1小时，加入回心草炖30分钟，加入胡椒粉、适量盐，连渣带汤一起服。 |
| 食疗功效 | 具有养心血、益心阴、强心、镇静、壮阳之功。适用于心肌缺血所致的心脏病。 |
| 使用禁忌 | 无。 |

| | |
|---|---|
| 药材来源 | 回心草为真藓科大叶藓属植物暖地大叶藓*Rhodobryum roseum*（Hedw.）Limpr.Mnium的全草。 |
| 别　　名 | 茴心草、茴薪草、铁脚一把伞、岩谷伞、大叶藓。 |
| 性味归经 | 淡、平。归心经。 |
| 功　　效 | 养心安神。 |
| 药膳食用 | 回心草冰糖饮、回心草蒸鸡蛋。 |

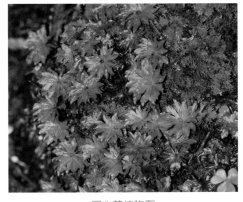
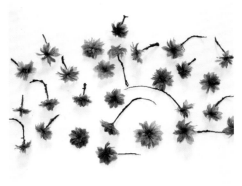

回心草植物图　　　　　回心草药材图

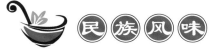

# 冰糖余甘子

**民族风味** 独龙族、傈僳族、彝族、纳西族、白族

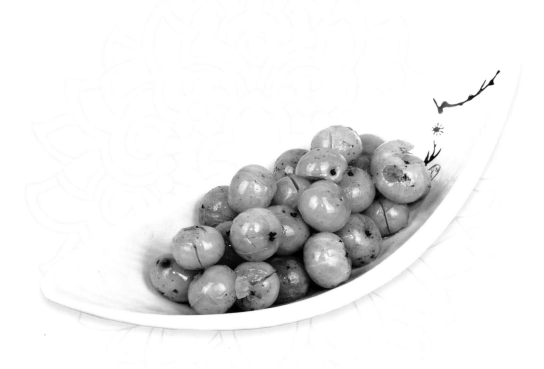

| 原　　料 | 余甘子200g，冰糖适量。 |
|---|---|
| 做　　法 | 余甘子洗净，切成两半，放入锅中，加入冰糖及水煮开，改为小火煮至水干即可。 |
| 食疗功效 | 活血化瘀，和胃，健脾，润肺止咳。 |
| 使用禁忌 | 无。 |

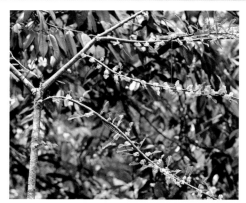

余甘子植物图

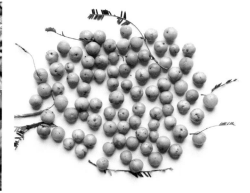

余甘子药材图

| 药材来源 | 余甘子为大戟科叶下珠属植物余甘子 *Phyllanthus emblica* Linnaeus的果实。 |
|---|---|
| 别　　名 | 橄榄、油甘、滇橄榄；麻项帮（傣族名）、阿强神（傈僳族名）。 |
| 性味归经 | 甘、酸、涩，凉。归肺、胃经。 |
| 功　　效 | 清热凉血，消食健胃，生津止咳。 |
| 药膳食用 | 余甘子蜂蜜饮、甘草余甘子、余甘子泡酒、余甘子蜜枣瘦肉汤。 |

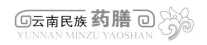

**民族风味** 苗族、彝族、壮族

# 灯盏花狮子头

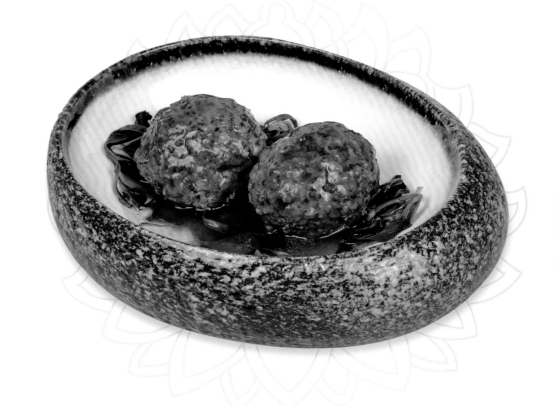

| 原 料 | 灯盏花（嫩茎叶）200g，猪肉100g，油、盐各适量。 |
| --- | --- |
| 做 法 | 灯盏花洗净，切碎晾干备用，猪肉剁成肉末，加入适量盐和切碎灯盏花，拌匀，做成肉丸，锅内倒入适量油，加热，放入做好的丸子，煎熟成团，取出，放入蒸锅中蒸熟。 |
| 食疗功效 | 治疗中风后遗症。 |
| 使用禁忌 | 无。 |

| 药材来源 | 灯盏花为菊科飞蓬属植物短葶飞蓬 *Erigeron breviscapus*（Vaniot）Handel–Mazzetti的嫩茎叶。 |
| --- | --- |
| 别 名 | 灯盏花、土细辛、地朝阳；挖安登（壮族名）、盘共超（苗族名）。 |
| 性味归经 | 辛、微苦、温。归心、肝经。 |
| 功 效 | 祛风散寒，活血通络止痛。 |
| 药膳食用 | 灯盏花炒鸡蛋、灯盏花蒸蛋、灯盏花绿饼、灯盏花炖土鸡、灯盏花煎鸡蛋、灯盏花包子、凉拌灯盏花、灯盏花果饮。 |

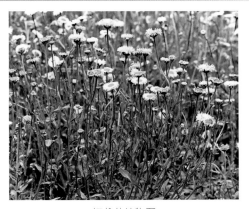

灯盏花植物图

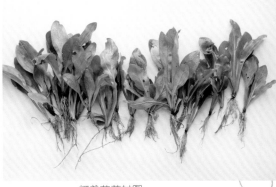

灯盏花药材图

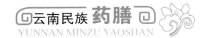
# 杜仲炒腰花

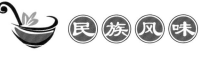
**民族风味** 傣族、哈尼族、傈僳族

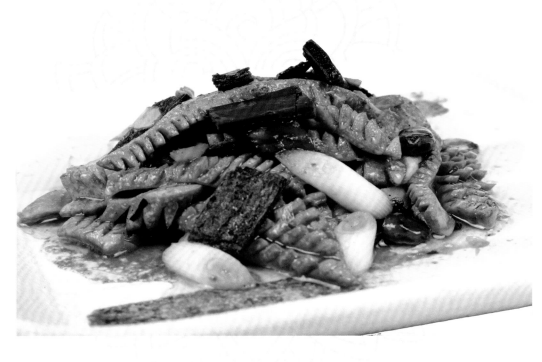

原　　料　杜仲15g，猪腰或羊腰150g，盐、大葱、料酒、味精各适量。

做　　法　先将猪腰或羊腰切开，去筋膜，切成腰花，腰花内放入盐、葱、料酒腌制10分钟，杜仲用水煮20～30分钟，去渣，药液留用。锅内放油，烧热，加入腰花爆炒2分钟，倒入杜仲药液，一同炒至药液干，即可。

食疗功效　补肾纳气。适于慢性前列腺炎患者食用。

使用禁忌　无。

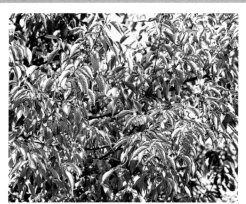

杜仲植物图

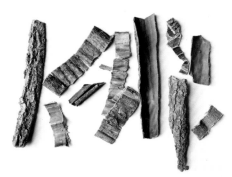

杜仲药材图

药材来源　杜仲为杜仲科杜仲属植物杜仲*Eucommia ulmoides* Oliver的茎皮。

别　　名　银丝杜仲、树杜仲；旗达（哈尼族名）、牙惹膏（傣族名）、四共子（傈僳族名）。

性味归经　甘，温。归肝、肾经。

功　　效　补肝肾，强筋骨，安胎。

药膳食用　杜仲煮鸽蛋、杜仲粥、杜仲黑豆排骨汤、杜仲花生牛尾汤、固肾补腰汤、猪腰炖杜仲、杜仲鸡汤。

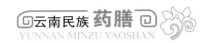
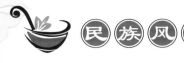
**佤族、独龙族、怒族**

## 青蒿炖甲鱼

原　　料　青蒿10g，甲鱼1只，油、盐适量。

做　　法　甲鱼用九十度的水烫一下，刮去薄皮去内脏，保留骨，将青蒿放入砂锅内，加水适量，煎汤，去渣留液，再与甲鱼一同放入砂锅内煎煮，如药液过少，再加适量清水，煎半小时后即可。

食疗功效　滋阴补血，养颜美容。

使用禁忌　无。

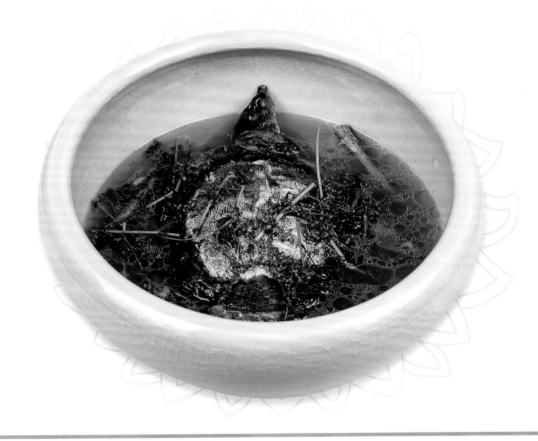

药材来源　青蒿为菊科蒿属植物黄花蒿 *Artemisia annua* Linnaeus的地上部分。

别　　名　黄蒿、臭蒿、牛屎蒿；谈之不热（独龙族名）、梳模（怒族名）。

性味归经　苦、辛，寒。归肝、胆经。

功　　效　清热解暑，除蒸，截疟。

药膳食用　青蒿粥、青蒿炒腊肉、青蒿蹄花汤、青蒿鳖甲汤。

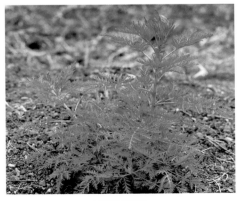
青蒿植物图

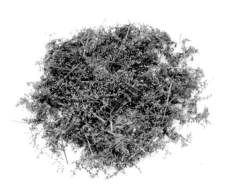
青蒿药材图

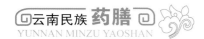
# 鱼腥草竹荪炖鳝鱼

 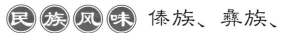
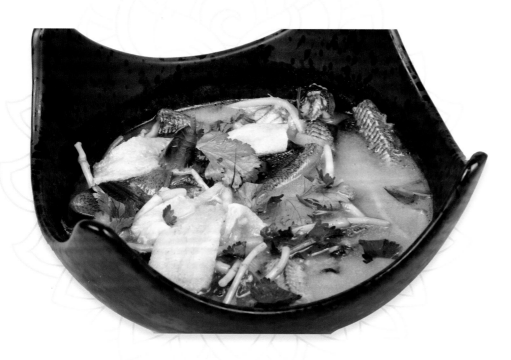

| | |
|---|---|
| 原　　料 | 鱼腥草50g，鳝鱼300g，竹荪（干）20g，姜10g，大葱15g，料酒10g，胡椒2g，盐10g，味精2g。 |
| 做　　法 | 鳝鱼去净骨和内脏，洗净血水，切段后氽一水；竹荪泡后去尽杂质，洗净；鱼腥草去尽老叶及根，洗净，备用；锅置旺火上，掺入鲜汤，放入鳝鱼、竹荪、鱼腥草、姜、葱、料酒，烧开后打尽浮沫；移小火上，下胡椒、味精、盐等调料，汤浓时起锅即成。 |
| 食疗功效 | 清热，解毒，补虚损、除风湿。 |
| 使用禁忌 | 无。 |

| | |
|---|---|
| 药材来源 | 鱼腥草为三白草科蕺菜属植物蕺菜 *Houttuynia cordata* Thunberg的根茎 |
| 别　　名 | 壁虱菜、折耳根、侧耳根；帕蒿懂（傣族名）、杷歪（布朗族名）。 |
| 性味归经 | 辛，微寒。归肺经。 |
| 功　　效 | 清热解毒，消痈排脓，利尿通淋。 |
| 药膳食用 | 鱼腥草煮肉、鱼腥草饮、蒜泥拌鱼腥草、鱼腥草拌猪手、风衣鱼腥草、凉拌鱼腥草、鱼腥草蒸鸡、鱼鱼腥草炒鸡蛋、鱼腥草炖猪排骨、鱼腥草煮猪瘦肉、鱼腥草猪肺汤、鱼腥草炖猪肚。 |

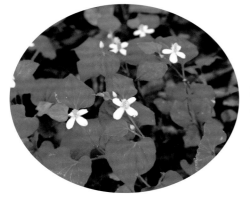

鱼腥草植物图

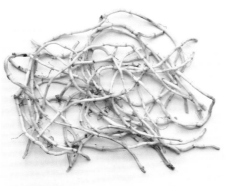

鱼腥草药材图

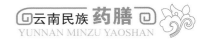

 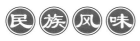 白族、傣族、纳西族

# 玫瑰花糖糕

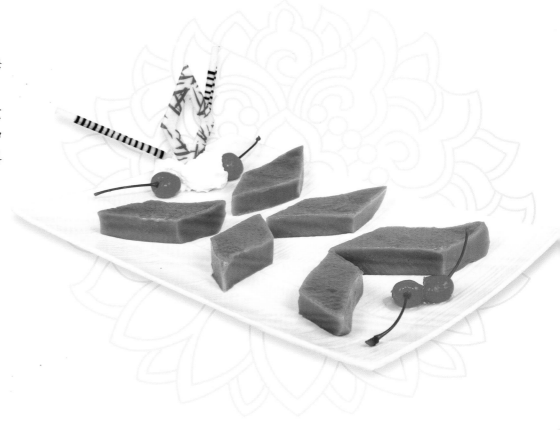

| 原　　料 | 干玫瑰花苞100g，米粉500g，红糖适量。 |
|---|---|
| 做　　法 | 100g玫瑰花蕾加清水500g左右，煎煮20分钟后滤去花渣，再熬成浓汁，加入适量红糖及米粉500g，拌匀，放蒸锅中蒸成米糕。 |
| 食疗功效 | 补血养气，滋养容颜。 |
| 使用禁忌 | 无。 |

| 药材来源 | 玫瑰花为蔷薇科蔷薇属植物玫瑰*Rosa rugosa* Thunberg的花蕾。 |
|---|---|
| 别　　名 | 玫瑰花、红玫瑰。 |
| 性味归经 | 甘，微苦，温。归肝、脾经。 |
| 功　　效 | 行气解郁，和血止痛。 |
| 药膳食用 | 玫瑰花茶、玫瑰玻璃肉、玫瑰豆腐、玫瑰花酱、玫瑰花糖膏、玫瑰花粥、冰糖玫瑰。 |

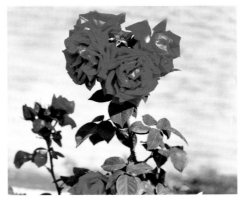

玫瑰花植物图

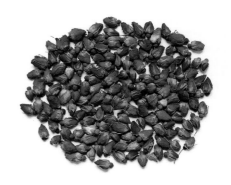

玫瑰花药材图

# 苦子果炒牛肉

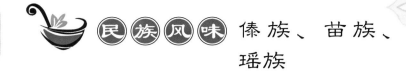 民族风味 傣族、苗族、瑶族

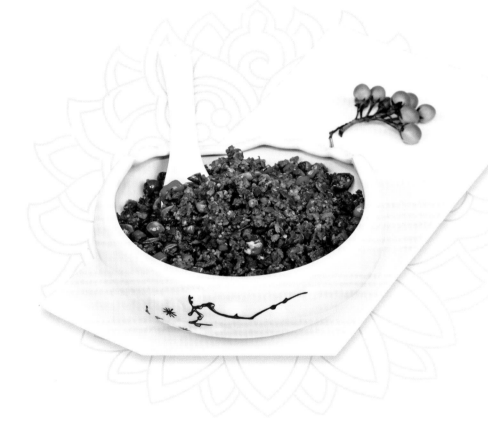

| | |
|---|---|
| 原　　料 | 苦子果100g，牛肉200g，油、姜、蒜、盐、干辣椒适量。 |
| 做　　法 | 将幼果摘下洗净剁碎，油锅中放入姜、蒜、辣椒，将剁碎的牛肉放入翻炒，再放入剁好的苦子果，炒3～5分钟，加适量盐、酱油即可。 |
| 食疗功效 | 清热解毒，开胃。 |
| 使用禁忌 | 无。 |

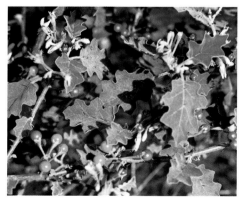

苦子果植物图

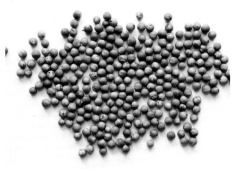

苦子果药材图

| | |
|---|---|
| 药材来源 | 苦子果为茄科茄属植物刺天茄*Solanum indicum* L.的未成熟果实。 |
| 别　　名 | 苦天茄、细苦子、紫花茄、苦果；麻王喝（傣族名）。 |
| 性　　味 | 微苦、凉。 |
| 功　　效 | 解毒消肿，散瘀止痛。 |
| 药膳食用 | 油煎苦子果。 |

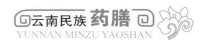 
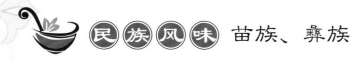 民族风味 苗族、彝族

# 苦荬菜骨头汤

| | |
|---|---|
| 原　　料 | 苦荬菜500g，猪骨头100g，盐、姜适量。 |
| 做　　法 | 均用鲜品，将猪骨头打碎，苦荬菜洗净，共同煮熟，连汤药渣一起服用。 |
| 食疗功效 | 治疗结核性胸、腹膜炎伴有腹水，呼吸急促，双下肢浮肿效果较佳。 |
| 使用禁忌 | 无。 |

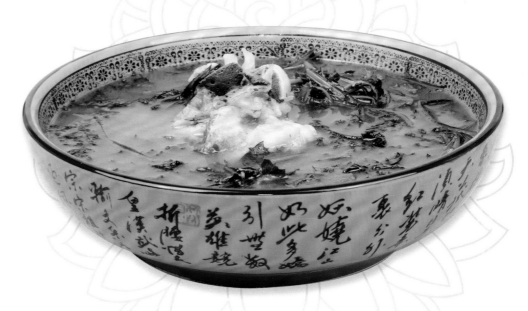

| | |
|---|---|
| 药材来源 | 苦荬菜为菊科苦苣菜属植物苦苣菜 Sonchus oleraceus L.的全草。 |
| 别　　名 | 小鹅菜、空心苦马菜、奶浆草、苦苣菜、羊奶菜。 |
| 性　　味 | 苦，寒。 |
| 功　　效 | 清热解毒，凉血。 |
| 药膳食用 | 素炒苦马菜。 |

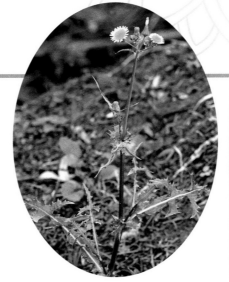

苦荬菜植物图

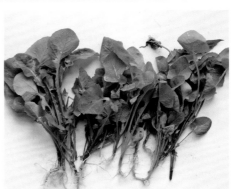
苦荬菜药材图

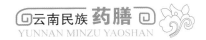
# 软炸苦刺花

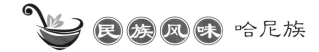
民族风味 哈尼族

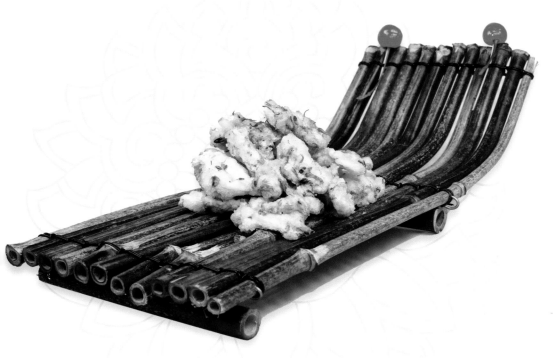

原　料　苦刺花400g，鸡蛋2个，小粉、油、盐适量。

做　法　苦刺花去把洗净，水晾干，放入碗中，打入鸡蛋，加入适量小粉及盐，拌匀，锅中放入油，烧至七成热，用勺均匀的将苦刺花舀入锅中炸至微黄即可。

食疗功效　清热，解暑。

使用禁忌　无

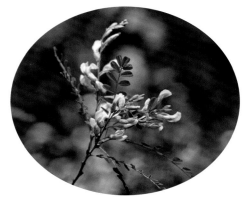

苦刺花植物图

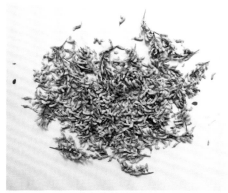

苦刺花药材图

药材来源　苦刺花为蝶形花科苦参属植物白刺花 *Sophora davidii*（Franchet）Skeels的花蕾。

别　名　苦刺、苦豆刺、苦刺树、铁马胡烧。

性　味　苦，凉。

功　效　用于盗汗，中暑。

药膳食用　豆豉炒苦刺花、苦刺花炒蛋。

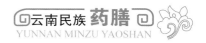 
 **民族风味** 彝族、白族、藏族

# 金雀花煎鸡蛋

| | |
|---|---|
| 原　　料 | 金雀花100g，鸡蛋，盐，食用油 |
| 做　　法 | 金雀花先用水洗净，滤净水，把鸡蛋打成蛋液，把花放进蛋液里面，拌匀，在平底锅里放上油，十分热时把鸡蛋和金雀花放进锅里，一面煎3～5分钟后翻煎另一面，同样煎3～5分钟后起锅，切成小块。 |
| 食疗功效 | 健脾补肾、明目聪耳。 |
| 使用禁忌 | 无。 |

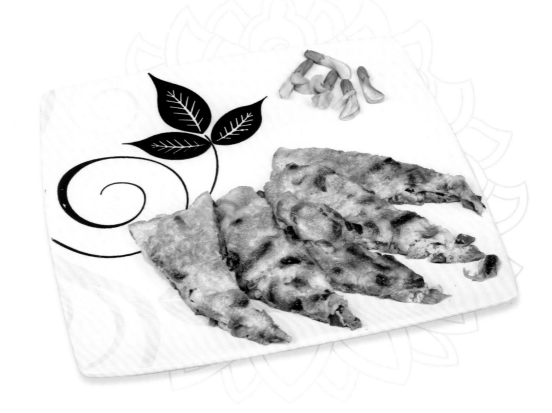

| | |
|---|---|
| 药材来源 | 金雀花为蝶形花科锦鸡儿属植物锦鸡儿 *Caragana sinica*（Buc'hoz）Rehder的花。 |
| 别　　名 | 金孔雀、阳雀花、大狗吉、白藓皮、金雀花。 |
| 性味归经 | 微温，甜。归肝、脾经。 |
| 功　　效 | 祛风活血，止咳化痰，滋阴健脾。 |
| 药膳食用 | 金雀花肉末汤、金雀花蒸蛋。 |

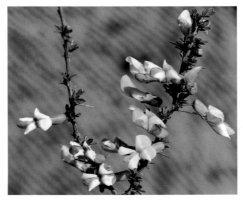

金雀花植物图

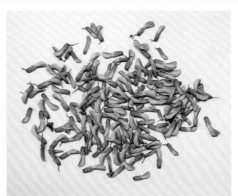

金雀花药材图

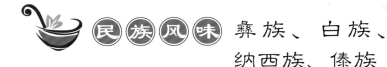

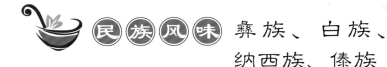

# 泡龙爪菜鸡脚

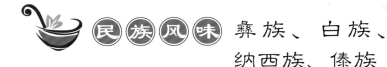

**民族风味** 彝族、白族、纳西族、傣族

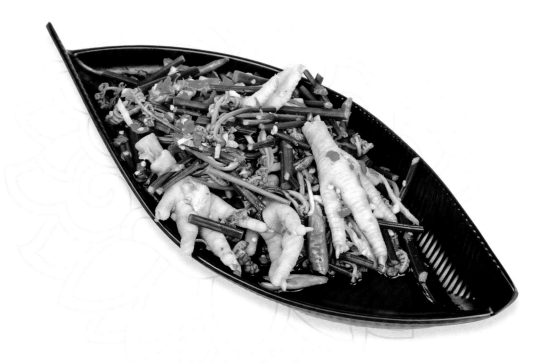

| | |
|---|---|
| 原　　料 | 龙爪菜200g，鸡脚、姜丝、葱丝、小米辣、芹菜、、盐、味精、醋适量。 |
| 做　　法 | 蕨菜洗净，晾干备用；鸡脚洗净，用水焯一下，晾干备用，将准备好的龙爪菜、鸡脚及配料等一同放入玻璃器皿中，放入适量的盐，加入凉开水，浸泡15天左右即可。 |
| 食疗功效 | 解热利湿，开胃。 |
| 使用禁忌 | 脾胃虚寒、阳虚体质者慎食。 |

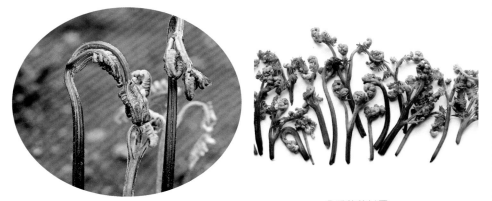

龙爪菜植物图　　　　　龙爪菜药材图

| | |
|---|---|
| **药材来源** | 龙爪菜为蕨科蕨属植物毛轴蕨*Pteridium revolutum*（Blume）Nakai的嫩茎叶。 |
| **别　　名** | 蕨菜、饭蕨；哥怕顾（傣族名）。 |
| **性　　味** | 涩，凉。 |
| **功　　效** | 祛风湿，解热利尿，驱虫，消肿毒。 |
| **药膳食用** | 蒜蓉龙爪菜、龙爪菜炒肉、龙爪肉丝、凤翅龙爪菜。 |

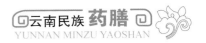

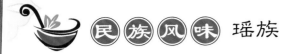 瑶族

# 参枣米饭

原　　料　党参20g，大枣10个，糯米150g。

做　　法　先将党参、大枣洗净，煎水取汁，另将糯米隔水蒸熟后反扣于碗中，上浇党参、大枣煎好的汁液，放入适量白糖。

食疗功效　补脾益气。用于脾虚气弱。

使用禁忌　无。

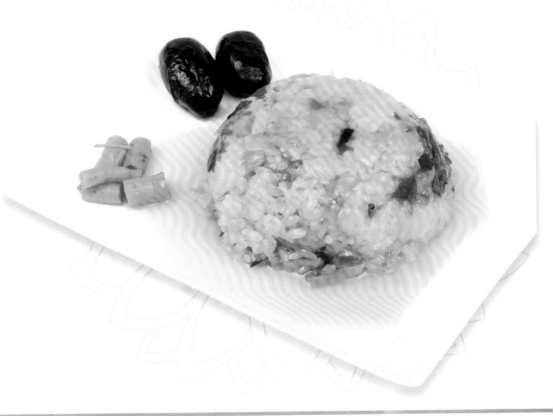

药材来源　党参为桔梗科党参属植物党参*Codonopsis pilosula*（Franchet）Nannfeldt的根。

别　　名　潞党参、西党、纹党、台党。

性味归经　甘，平。归脾、肺经。

功　　效　补中益气，健脾益肺。

药膳食用　党参当归猪腰汤、参苓粥参、参芪粳米粥、两仪膏、党参田鸡汁。

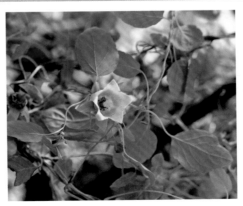

党参植物图

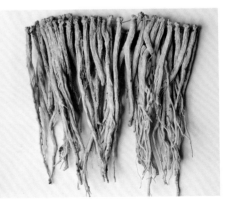

党参药材图

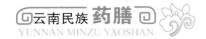
# 炒石榴花

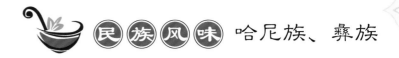民族风味 哈尼族、彝族

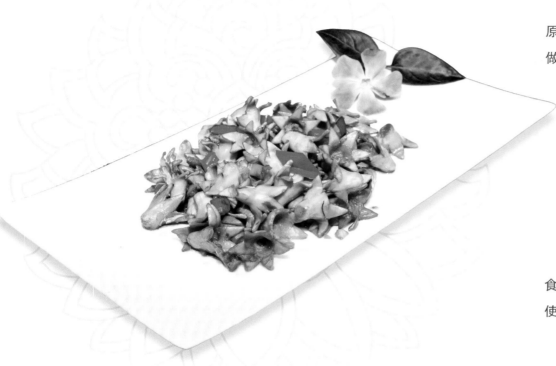

| | |
|---|---|
| 原　　料 | 石榴花1碟，辣椒、油、盐适量。 |
| 做　　法 | 将石榴花洗净，倒入开水中焯水3～5分钟后捞出，用凉水冲一遍，放入凉水中漂2天，早、中、晚各换水一次。把漂洗过的石榴花捞出沥干水分，装入盘子中备用，韭菜洗净切成寸段，和石榴花同放在一个盘中，辣椒切片。炒锅中放入少许油，待油烧至七成热时，辣椒，炒至微熟，快速倒入石榴花，撒入适量的盐，翻炒至全部配料拌匀，起锅装盘。 |
| 食疗功效 | 活血止血,去瘀止痛。 |
| 使用禁忌 | 无。 |

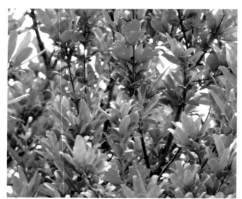

石榴花植物图

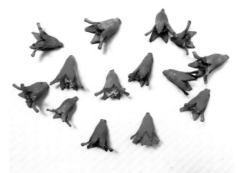

石榴花药材图

| | |
|---|---|
| 药材来源 | 石榴花为安石榴科石榴属植物石榴*Punica granatum* Linnaeus的花。 |
| 别　　名 | 水晶榴；杆休绵故（白族名）、嘛永干（傣族名）、也那（彝族名）、石哩（傈僳族名）。 |
| 性　　味 | 酸、涩，平。 |
| 功　　效 | 用于吐血，衄血，创伤出血。 |
| 药膳食用 | 凉拌石榴花、石榴花炒酱肉、石榴花炒田螺、石榴花炒鸡杂、石榴花炒韭菜。 |

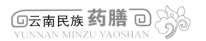

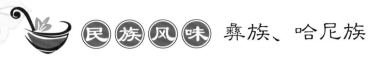

**民族风味** 彝族、哈尼族

## 草芽鸡汤米线

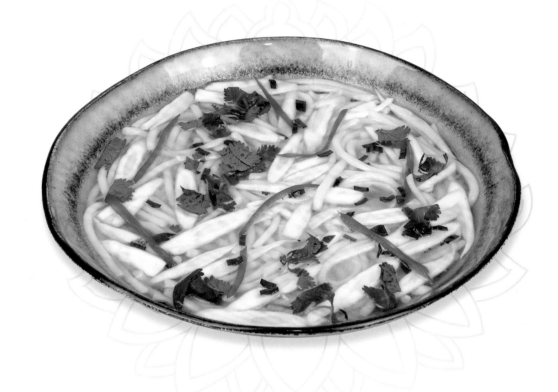

原　　料　草芽100g，食盐、白糖、味精、芝麻油、辣椒油（红油）、冷高汤各适量。

做　　法　将嫩草芽去细皮清洗干净，切成斜片，米线用清水漂洗，锅中加入煮好的鸡汤，煮开，放入草芽、适量韭菜、腌菜及豆芽等，煮沸后将米线放入，继续煮3分钟，加少许味精调味出锅。

食疗功效　清热利尿，健脾开胃。

使用禁忌　无。

---

药材来源　草芽为香蒲科香蒲属植物香蒲*Typha orientalis* C.Presl的嫩芽。

别　　名　东方香蒲、水蜡烛、蒲黄。

性味归经　甘，平。归肝、心包经。

功　　效　止血，化瘀，通淋。

药膳食用　红油草芽、鸡丝炒草芽、草芽鸡、草芽腰片汤、草芽三鲜汤、草芽海参汤。

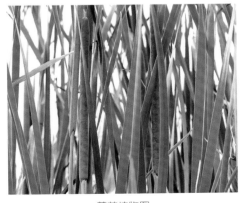

草芽植物图

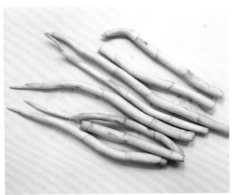

草芽药材图

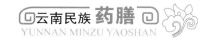
# 茴香煎饼

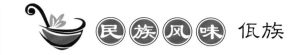
民族风味 佤族

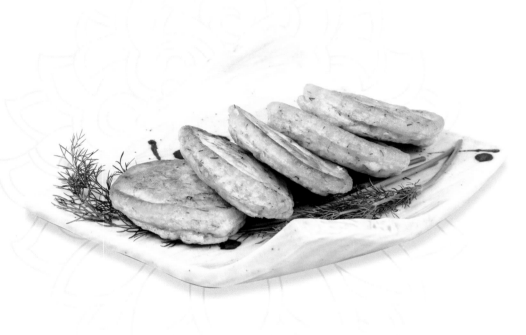

原　　料　茴香（嫩茎叶）150g，面粉300g，白糖适量。

做　　法　面粉放盆里，打一鸡蛋，加一勺盐，一勺五香粉，先加少量水和成稠一些的糊，搅拌均匀，不要有干面疙瘩，再一点点加水，调成稍稀点的糊。挂勺为佳。茴香绞成碎，倒入面糊，搅拌均匀醒十分钟，煎锅烧热，小火，锅底加一点油并抹匀锅底，将拌匀的茴香面糊放入锅中，转动煎锅，待面糊摊成面饼。面糊凝结糊变色后，翻面，两面煎熟即可。

食疗功效　健脾理气，温胃和中。

使用禁忌　无。

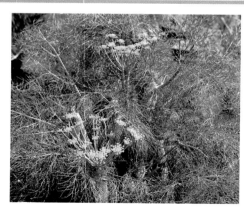
茴香植物图

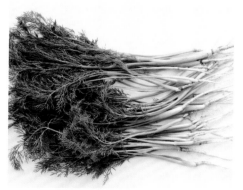
茴香药材图

药材来源　茴香为伞形科茴香属植物茴香*Foeniculum vulgare*（Linnaeus）Miller的嫩茎、叶、根。

别　　名　土茴香、西小茴、怀香。

性味归经　辛，温。归肝、肾、脾、胃经。

功　　效　散寒止痛，理气和胃。

药膳食用　茴香鸡肉烂饭、凉拌茴香根、茴香根炒牛肉、清炒茴香根、茴香根排骨汤、茴香饺子、茴香炒蛋。

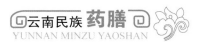

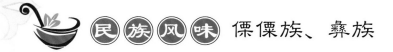 傈僳族、彝族

# 茯苓莲子红豆汤

| | |
|---|---|
| 原　　料 | 茯苓块30g，莲子20g，红豆150g，糖适量。 |
| 做　　法 | 茯苓掰小块，和红豆泡2～3小时，莲子泡1小时，全部材料倒进电高压锅，加水适量，选粥功能加热煮熟。 |
| 食疗功效 | 美白，安神，消水肿。 |
| 使用禁忌 | 无。 |

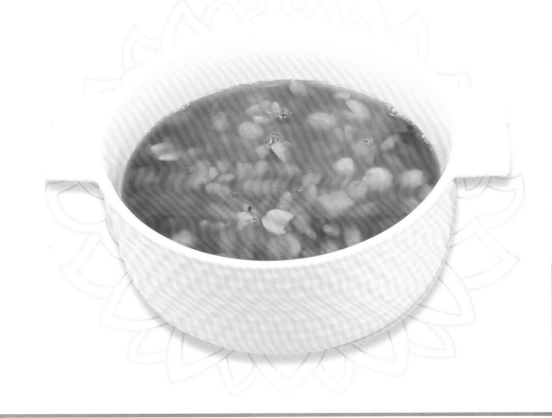

**药材来源** 茯苓为多孔菌科真菌茯苓*Poria cocos*（Schw.）Wolf的菌核。

**别　　名** 云苓；同炳（傈僳族名）。

**性味归经** 甘、淡，平。归心、肺、脾、肾经。

**功　　效** 利水渗湿，健脾宁心。

**药膳食用** 茯苓包子、茯苓豆腐、鲤鱼茯苓汤、茯苓炖鸭。

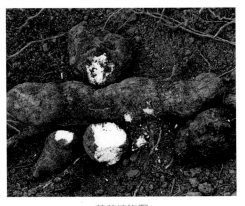
茯苓植物图

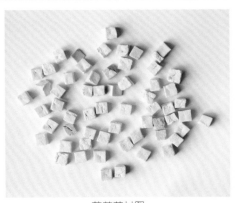
茯苓药材图

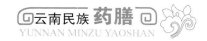
# 胡萝卜拌核桃花

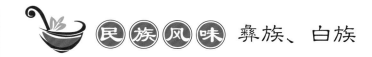
民族风味 彝族、白族

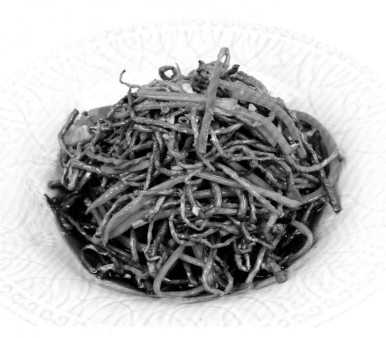

原　料　干核桃花50g，胡萝卜100g，大蒜、香油、花椒油、盐适量。

做　法　干核桃花用清水泡几分钟，换一两次水洗去浮尘；加水煮开，煮开后保持沸腾15至20分钟；倒掉煮核桃花的水，用清水淘洗几次；再加清水泡几个小时；再用开水汆，核桃花用温水多泡洗几遍。胡萝卜切细丝入大碗，放入核桃花，大蒜剁成末放入，调入香油、花椒油和适量盐，拌匀入味，即成。

食疗功效　降血脂、胆固醇。

使用禁忌　无

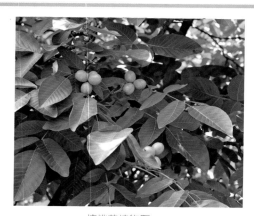

核桃花植物图

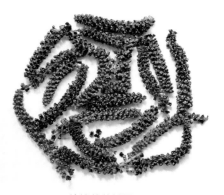

核桃花药材图

药材来源　核桃花为胡桃科胡桃属植物胡桃*Juglans regia* Linnaeus的花序。

别　名　泡核桃、茶核桃；喝夺（傈僳族名）、绍簸申格（彝族名）。

功　效　降低血脂、胆固醇，预防动脉硬化。

药膳食用　核桃花炖肉。

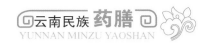

 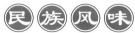民族风味 傈僳族、藏族、白族、傣族、彝族

## 枸杞尖煮肉末汤

原　　料　枸杞叶200g，瘦肉100g，油、盐、生姜、生抽、小麦生粉、鸡精适量。

做　　法　瘦肉剁成末，枸杞叶清洗干净，水中放入姜丝和植物油烧开，把肉末下锅不要搅动，大火煮1分钟，加入枸杞叶子，加入适量盐，煮至枸杞叶子软下即可。

食疗功效　清热去火，补脾益气。

使用禁忌　无。

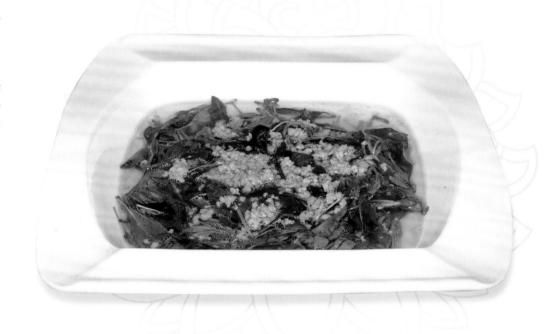

药材来源　枸杞尖为茄科枸杞属植物枸杞*Lycium chinense* Mill.的嫩茎叶。

别　　名　地骨、地棘、枸杞菜；阿纽莫（傈僳族名）、寨策尔玛（藏族名）。

性味归经　甘，寒。归肺、肝、肾经。

功　　效　清热去火，除烦益智。

药膳食用　凉拌枸杞尖、猪骨枸杞汤、枸杞尖炒鸡蛋、枸杞猪杂汤、枸杞鸡肉粥。

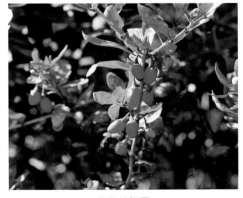

枸杞植物图

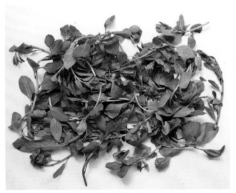

枸杞药材图

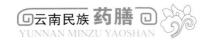
# 树头菜炒火腿

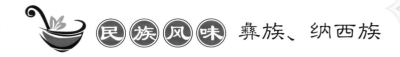
**民族风味** 彝族、纳西族

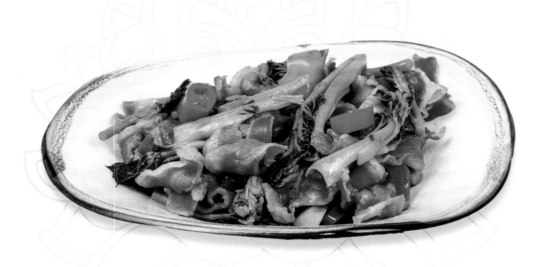

| | |
|---|---|
| 原　　料 | 树头菜100g，火腿肉100g，油、盐、醋、酱油、辣椒各适量。 |
| 做　　法 | 先将树头菜用沸水浸烫去其苦汁，漂洗切段，加火腿、鸡蛋混炒即可食用。 |
| 其他菜系 | 凉拌树头菜、素炒树头菜。 |
| 食疗功效 | 有清热解毒的作用。 |
| 使用禁忌 | 无。 |

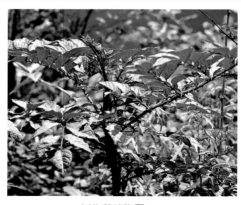

树头菜植物图

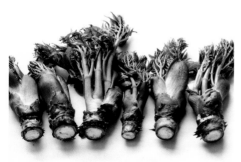

树头菜药材图

| | |
|---|---|
| 药材来源 | 树头菜为五加科楤木属植物楤木*Aralia chinensis* L.的新鲜嫩茎叶。 |
| 别　　名 | 刺头菜、刺老苞、鹊不站、楤白皮、树头菜；鱼着不（纳西族名）。 |
| 性味归经 | 根、茎：微咸，温。楤木白皮：微咸，温。归肝、心、肾经。 |
| 功　　效 | 根、茎：补肝肾，舒经活血。 |
| 药膳食用 | 凉拌树头菜、素炒树头菜。 |

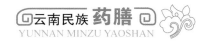

**民族风味** 傣族、哈尼族、普米族

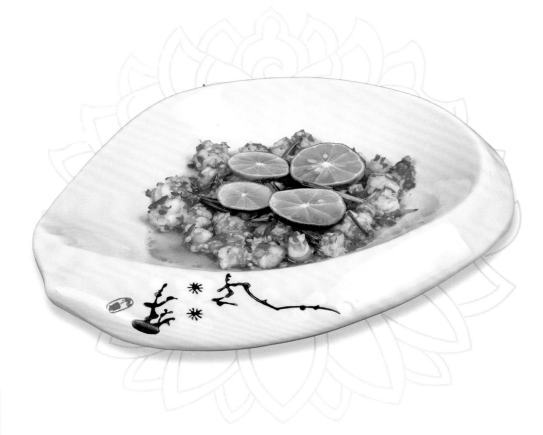
## 香茅青柠檬蒸虾

| | |
|---|---|
| 原　　料 | 香茅5g，明虾仁200g，青柠檬1个，小米辣、蒜、盐、糖适量。 |
| 做　　法 | 虾洗净去肠线，蒜切末，指天椒切碎，香茅切丁；将青柠檬汁、蒜末、指天椒、香茅、鱼露及砂糖混合拌匀，加入虾拌匀，然后铺在盘子上；在电饭锅中加入少许水，按开始键将水烧开；放上蒸架，再放上装好虾的盘子蒸8~10分钟至虾熟透，即成。 |
| 食疗功效 | 除湿，开胃，补气。 |
| 使用禁忌 | 无。 |

| | |
|---|---|
| 药材来源 | 香茅草为禾本科香茅属植物香茅 *Cymbopogon citratus*（Candolle）Stapf的地上部分。 |
| 别　　名 | 柠檬草、大风草；沙海、合好鸟（傣族名）。 |
| 性　　味 | 辛，温。 |
| 功　　效 | 祛风除湿，散寒解表，通经络，消肿，防虫咬。 |
| 药膳食用 | 香茅草烤鱼、香茅猪扒、香茅鸡扒、香茅单骨鸡翼、香茅椰青水煮、香茅鲜虾串、香茅甜辣鱼、椒盐虾香茅虾、香茅肉串。 |

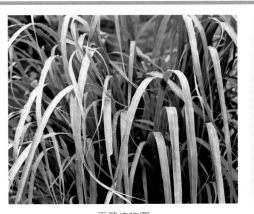

香茅植物图

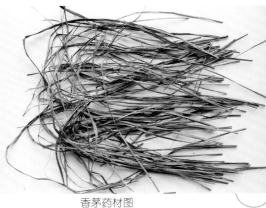
香茅药材图

# 重楼煲猪肚

 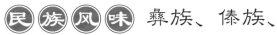民族风味 彝族、傣族、纳西族

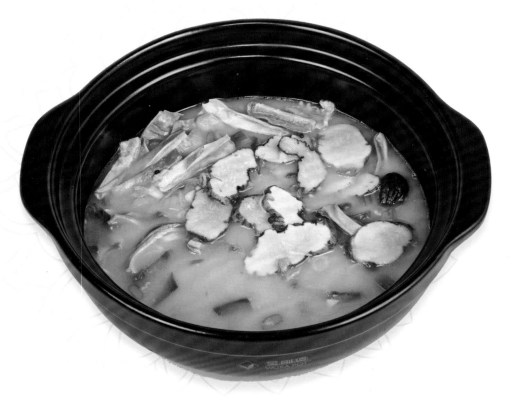

| | |
|---|---|
| 原　　料 | 重楼（块茎）50g，猪肚500g，盐、姜、油适量。 |
| 做　　法 | 先将猪肚清洗干净，重楼洗净切薄片，放入煲内加水2500毫升及少量油、盐、葱姜料酒，小火慢煲3小时，捞出猪肚，切成条，倒入煮沸，即可食用。 |
| 食疗功效 | 解毒，消肿。常食可治疗十二指肠溃疡。 |
| 使用禁忌 | 孕妇及儿童忌服，老人慎服。 |

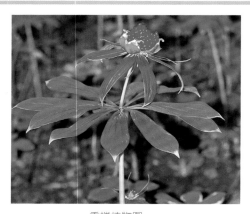

重楼植物图

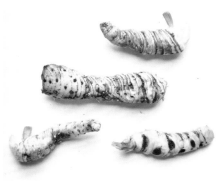

重楼药材图

| | |
|---|---|
| 药材来源 | 重楼为百合科重楼属植物云南重楼*Paris polyphylla* var.yunnanensis（Franchet）Handel-Mazzetti的根茎。 |
| 别　　名 | 七叶一枝花、重楼、大重楼、重台、两把伞；牙赶庄（傣族名）。 |
| 性味归经 | 苦，微寒。有小毒。归肝经。 |
| 功　　效 | 清热解毒，消肿止痛，凉肝定惊。 |
| 药膳食用 | 重楼煲猪肚、重楼炖羊肉、重楼红糖煮鸡蛋。 |

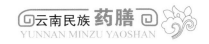

 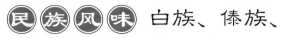 白族、傣族、
纳西族、回族、
独龙族、水族、拉祜族

# 炸香椿

原　　料　香椿100g，食盐、植物油适量。

做　　法　材料备好，香椿洗净，锅中倒入植物油，油温烧至五至六成热时，分次下香椿进行炸制，炸黄捞出，控油后即可。

食疗功效　健脾开胃，杀虫。

使用禁忌　慢性疾病患者少食或不食。

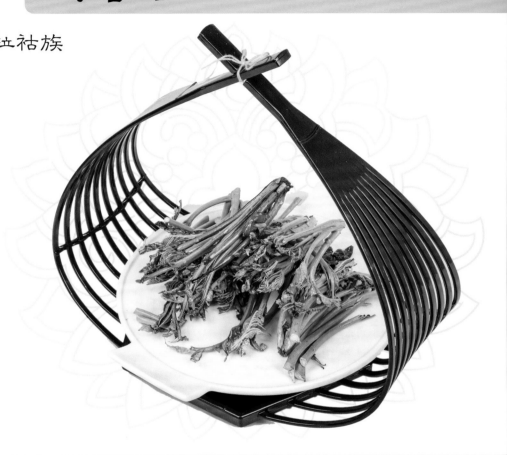

药材来源　香椿为棟科香椿属植物香椿*Toona sinensis*（A.Jussieu）M.Roemer的嫩叶。

别　　名　毛椿、椿、椿树；埋哈少（傣族名）、鸡不子（傈僳族名）。

性味归经　苦，平。归肝、肺经。

功　　效　消炎，解毒，杀虫。

药膳食用　凉拌香椿、香椿炒蛋、香椿拌豆腐、香椿火腿厚蛋烧、香椿煎蛋饼、豆皮香椿卷儿、香椿炒虾仁、自制香椿酱、香椿芽蒸饼。

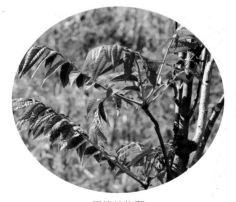

香椿植物图

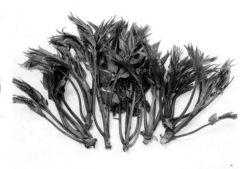
香椿药材图

# 荷叶粉蒸肉

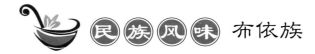

民族风味 布依族

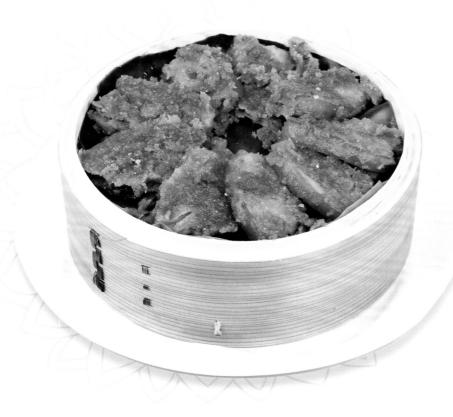

原　　料　鲜荷叶2张，五花猪肉500g，蒸肉米粉100g，葱、姜丝、甜面酱、黄酒、白糖、酱油适量。

做　　法　将洗净的猪肉切成8块，并在每块肉中间直切一刀，但不要切断，加甜面酱、白糖、酱油、黄酒和葱姜丝拌和，再腌渍1小时入味，然后倒入米粉拌匀，并在肉中间刀头处嵌入米粉。荷叶用开水烫过后，切成8小张，每张上面放肉一块，包扎成小方块，用水上屉蒸，旺火蒸2个小时，开锅拆叶装盆即成。

食疗功效　升发清阳，补脾益气。

使用禁忌　无。

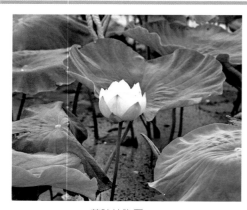

荷叶植物图

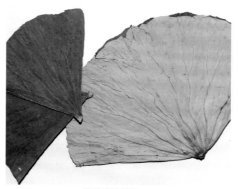

荷叶药材图

药材来源　荷叶为睡莲科莲属植物莲*Nelumbo nucifera* Gaertner的叶。

别　　名　藕、水芙蓉、莲花、荷花。

性味归经　苦，平。归肝、脾经。

功　　效　清热解暑，升发清阳，凉血止血。

药膳食用　藕汁三七鸡蛋羹、荷叶二花粥、荷叶粥、荷叶八宝饭、荷叶煎。

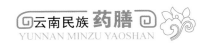
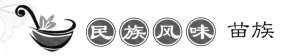
民族风味 苗族

## 夏枯草炖猪心肺

原　　料　夏枯草50g，猪心肺100g，油、盐适量。

做　　法　将夏枯草、猪心肺洗净，先将夏枯草放入砂锅中，放入适量水煎30分钟左右，将汤倒出，弃药渣，用药汤煮猪心肺，待熟后，加适量盐。

食疗功效　清热消炎。对肺炎效果较好。

使用禁忌　无。

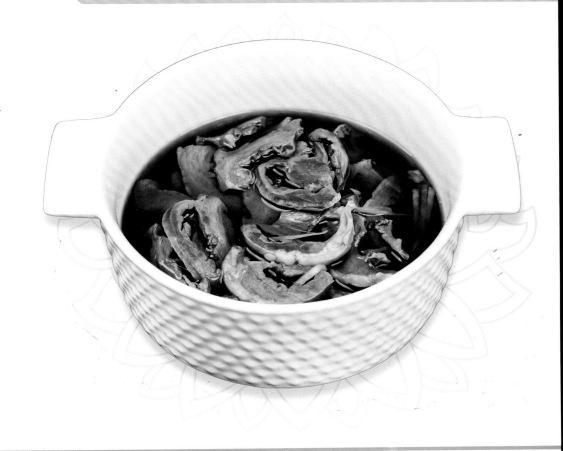

药材来源　夏枯草为唇形科夏枯草属植物夏枯草 *Prunella vulgaris* Linnaeus的全草。

别　　名　麦穗夏枯草、顶头蓝花、团花草、枯草穗、铁线夏枯草。

性味归经　辛、苦，寒。归肝、胆经。

功　　效　清火，明目，散结，消肿。

药膳食用　夏枯草瘦肉汤、黑豆夏枯草汤、夏枯草煲鸡脚。

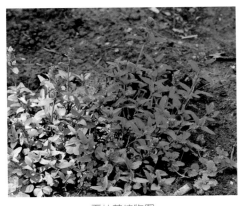
夏枯草植物图

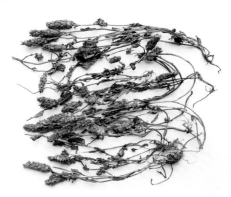
夏枯草药材图

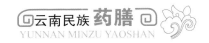
# 铁皮石斛手撕鸡

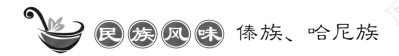
民族风味 傣族、哈尼族

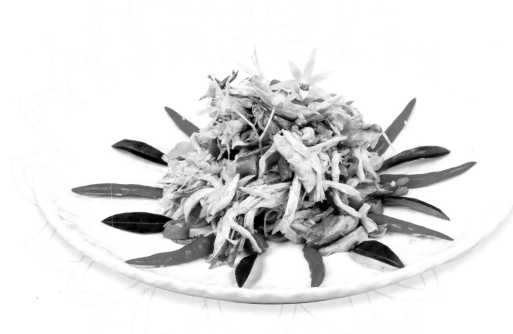

**原　　料** 铁皮石斛鲜条5根（带叶子），新鲜鸡胸肉一块、小米辣、柠檬汁、香油、盐、生抽适量。

**做　　法** 新鲜的鸡胸肉冷水下炖锅，放入一小勺盐，开火煮熟后捞出晾凉。顺着鸡肉的纹理把鸡肉撕成条；铁皮石斛鲜条切片，叶子完整留下备用；小米辣切成圈状备用；将鸡肉、石斛片和小米辣倒在一起，加入柠檬汁、香油、盐、生抽等调匀装盘；将完整的石斛叶装点在盘内即可。

**食疗功效** 酸辣开胃，健胃益脾。

**使用禁忌** 无。

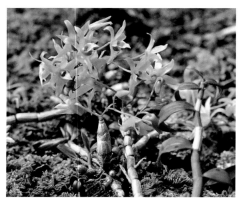
铁皮石斛植物图

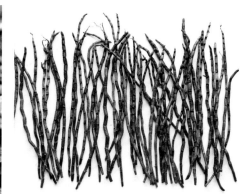
铁皮石斛药材图

**药材来源** 铁皮石斛为兰科石斛属植物黑节草 *Dendrobium candidum* Wall. ex Lindl.的茎叶。

**别　　名** 石吊兰、耳环石斛、云南铁皮；莫淹幸（傣族名）。

**性味归经** 甘，微寒。归胃、肾经。

**功　　效** 益胃生津，滋阴清热。

**药膳食用** 铁皮石斛冻、铁皮石斛烧猪蹄、铁皮石斛鸡蛋羹、铁皮石斛清蒸鲈、铁皮石斛牛肉羹。

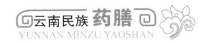 

 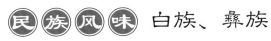 民族风味 白族、彝族

# 臭参炖排骨

**原　　料**　臭参100g，腊排骨500g，盐适量。

**做　　法**　腊排骨洗干净斩断成小块，放汤锅里煮开后5分钟，把汤倒掉。臭参（干品）用清水洗干净备用，不用泡发。新鲜臭参，刮去表面的泥土，洗干净，切开去掉里面的硬芯，切成段即可。洗好的排骨放入锅内，加凉水没过排骨，大火加水适量，煮开之后和臭参一起炖煮2小时，即可。

**食疗功效**　补气补血，健脾胃。可治夜尿，腰酸腿软。

**使用禁忌**　无。

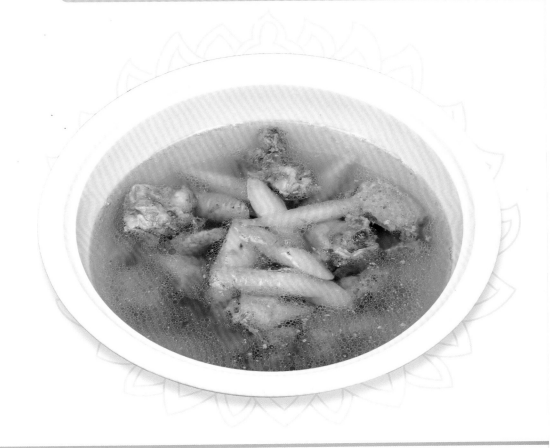

**药材来源**　臭参为桔梗科党参属植物球花党参 *Codonopsis subglobosa* W.W.Smith Notes的根。

**别　　名**　暑盖格（白族名）。

**性　　味**　甘、微苦，微温。

**功　　效**　补中益气。用于脾肺虚弱。

**药膳食用**　臭参炖鸡、臭参炖牛肉。

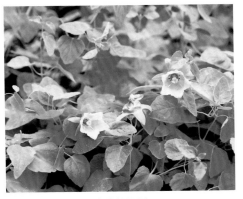

臭参植物图

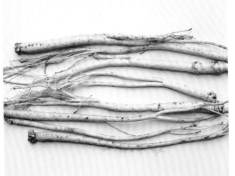

臭参药材图

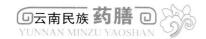
# 凉拌夜交藤

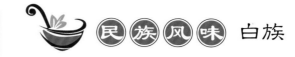
民族风味 白族

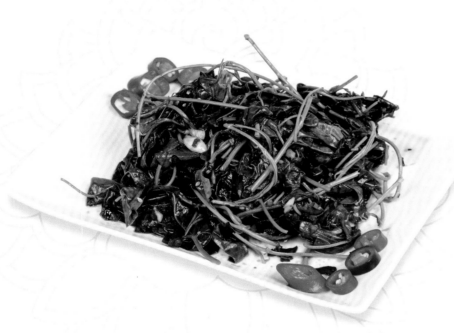

原　　料　夜交藤200g，辣椒、盐、大蒜、胡椒粉、酱油、白糖、醋适量。

做　　法　夜交藤焯水，过凉开水，捞出沥水，将配料放入碗中，沥好的夜交藤放入盆中，倒入配料，拌匀。

食疗功效　安神，通络。

使用禁忌　无。

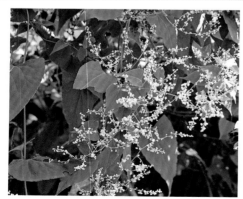

夜交藤植物图

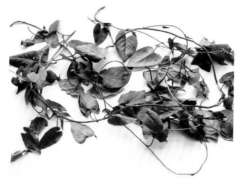

夜交藤药材图

药材来源　夜交藤为蓼科何首乌属植物何首乌 *Fallopia multiflora*（Thunberg）Haraldson 的嫩藤茎。

别　　名　紫乌藤。

性味归经　藤茎：甘，平。归心、肝经。

功　　效　藤茎：养血安神，祛风通络。

药膳食用　首乌煮鸡蛋、首乌乌鸡汤、首乌黑芝麻糊、首乌煮鸡蛋、核桃首乌炖猪腱。

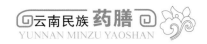

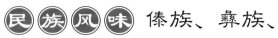 傣族、彝族、
白族、纳西族

# 凉拌刺五加

原　　料　嫩五加叶250g，小米辣、盐、味精、蒜、麻油适量。

做　　法　取刺五加嫩茎叶，洗净，切成小段，放入盘中，小米辣切碎，加入盐、味精、蒜、麻油等拌匀。

食疗功效　清热解毒，消炎。

使用禁忌　无。

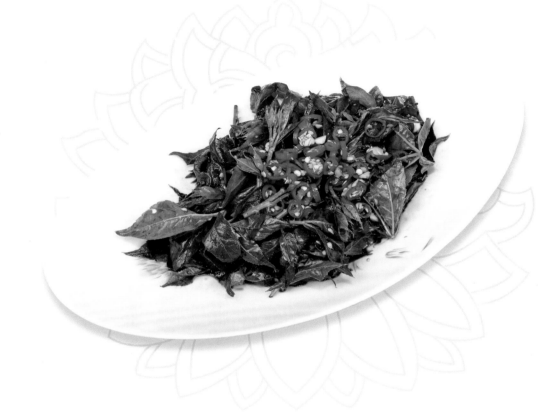

药材来源　刺五加为五加科五加属植物白簕 *Eleutherococcus trifoliatus*（Linnaeus）S. Y. Hu的嫩茎叶。

别　　名　鸡脚菜、刺三甲、五加皮；哈扁（傣族名）；包其络赛（彝族名）。

性　　味　辛，平。

功　　效　傣族将全株用于喉炎，腮腺炎。

药膳食用　素炒刺五加、刺五加煎鸡蛋、刺五加包饺子、刺五加炒肉。

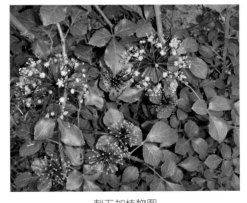

刺五加植物图

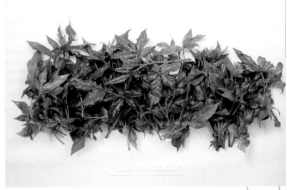

刺五加药材图

# 黄精千层饼

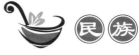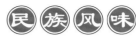 彝族、纳西族、苗族、壮族

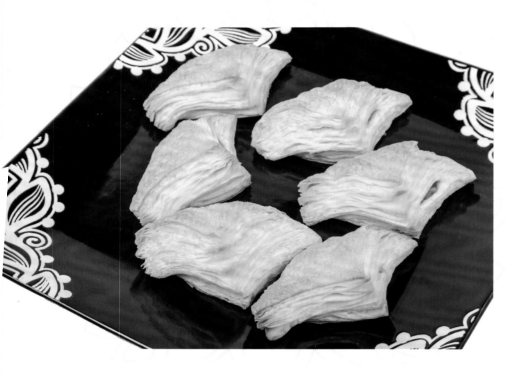

| | |
|---|---|
| 原　　料 | 黄精80g，黄油150g，面粉300g，蜂蜜适量。 |
| 做　　法 | 鲜黄精洗净，切成小丁，用蜂蜜浸渍15天左右备用；面粉加入浸渍好的黄精及适量水，揉成面团，后分成若干小面团，擀成薄片，卷成数卷，用刀切成片，放烤箱里烤20～30分钟。 |
| 食疗功效 | 养脾阴，益心肺。适用于阴虚体质的平时调养及心脾阴血不足所致的食少、失眠等症。 |
| 使用禁忌 | 无。 |

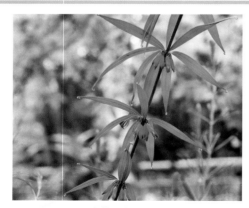

黄精植物图

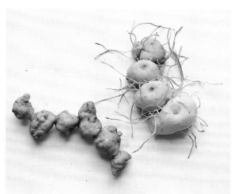

黄精药材图

| | |
|---|---|
| 药材来源 | 黄精为百合科黄精属植物滇黄精*Polygonatum kingianum* Collett & Hemsley的块根。 |
| 别　　名 | 老虎姜、片尾参、节节高、糯米秆、仙人饭。 |
| 性味归经 | 甘，平。归脾、肺、肾经。 |
| 功　　效 | 补气养阴，健脾，润肺，益肾。 |
| 药膳食用 | 黄精炖猪肉、黄精米粥、黄精冰糖煎、黄精枸杞汤、黄精汤、黄精瘦肉粥、黄精羊肝汤、黄精地黄汤、黄精蜂蜜茶、黄精五味酒、黄精炖鸡。 |

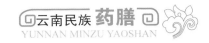

 **民族风味** 纳西族、藏族

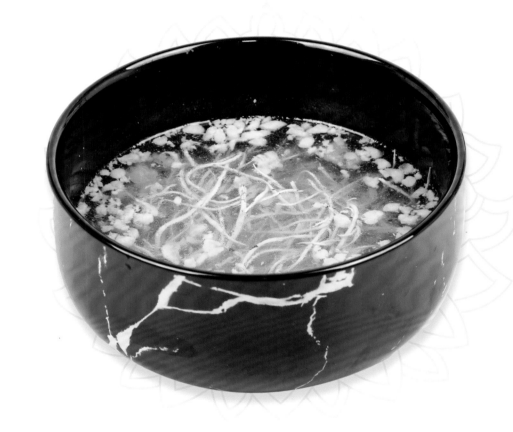

## 雪茶肉末汤

| 原　　料 | 雪茶10g，猪瘦肉100g，油、盐适量。 |
|---|---|
| 做　　法 | 先将瘦肉剁成肉末，雪茶洗好后混合炖煮服用。 |
| 食疗功效 | 清热解毒、减肥，对高血压、高脂血症、血管硬化等效佳。 |
| 使用禁忌 | 无。 |

| 药材来源 | 雪茶为地茶科雪茶属植物雪茶*Thamnolia vermicularis*（Sw.）Ach的原叶体。 |
|---|---|
| 别　　名 | 地茶、太白茶、蛔样地衣。 |
| 性　　味 | 微苦、甘，凉。 |
| 功　　效 | 清热，生津，解渴。 |
| 药膳食用 | 雪茶炖鸡、雪茶饮。 |

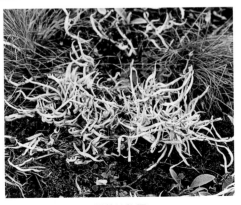

雪茶植物图

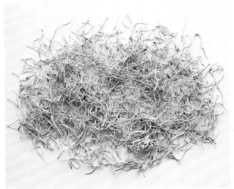

雪茶药材图

# 野拔子炖老鸭

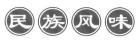民族风味 彝族、纳西族、白族

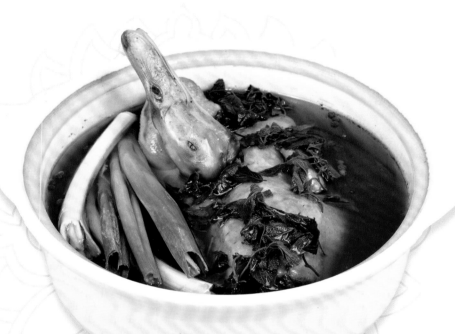

原　　料　野拔子100g，老鸭1只，火腿、油、盐适量。

做　　法　野拔子洗净，老鸭去毛及内脏，洗净，火腿切成片，放入砂锅内，加入水，煮沸去沫，继续加火煮2～3小时，加入野拔子茎叶，接着煮20～30分钟，放入适量油、盐即可。

食疗功效　健胃利湿，补气。

使用禁忌　无。

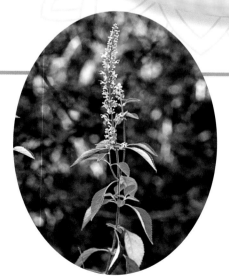

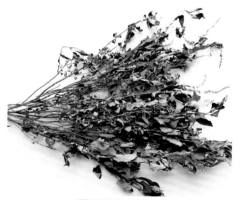

药材来源　野拔子为唇形科香薷属植物野拔子*Elsholtzia rugulosa* Hemsley的地上部分。

别　　名　野坝蒿、扫把茶、半边花、野香苏；松花（纳西族名）、腊悠麻（傣族名）、跨芭（白族名）。

性　　味　辛，微温。

功　　效　解暑发表，和中利湿。

药膳食用　野拔子煮鸡。

野拔子植物图　　　　　　　　野拔子药材图

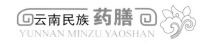

 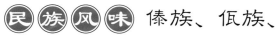 傣族、佤族、
哈尼族、普米族

# 甜笋炒柿子椒

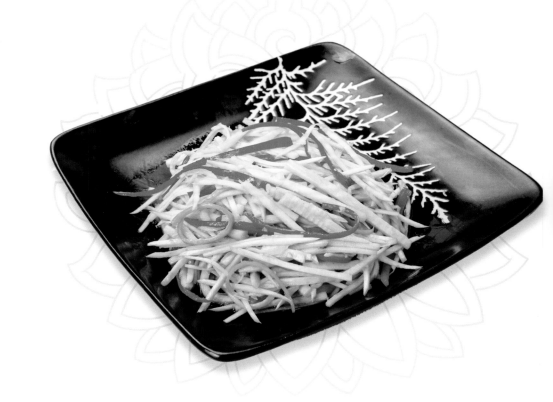

原　　料　甜笋200g，柿子椒50g，蒜、盐、鲜酱油适量。

做　　法　甜笋切丝，用清水漂净，沥干水分，柿子椒去籽，洗净切丝，锅里油热，放入蒜末爆香。放入甜笋煸炒5分钟，放入青红椒，煸炒至柿子椒发蔫，加适量盐、生抽，煸炒匀即可。

食疗功效　清热，健脾，减肥。

使用禁忌　无。

药材来源　甜笋为禾本科牡竹属植物麻竹 *Dendrocalamus latiflorus* Munro的嫩笋。

别　　名　龙竹、甜竹、大绿竹、瓦坭竹。

性　　味　甘，寒。

功　　效　解毒。

药膳食用　甜笋炒肉、甜笋煮鸡、甜笋煲鸭汤、蛋汤煮甜笋、牛腩烧甜笋。

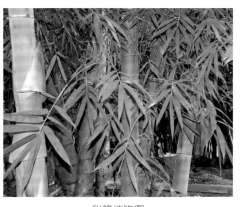

甜笋植物图

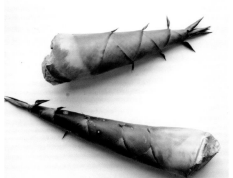

甜笋药材图

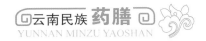 
# 清炒鸭跖草

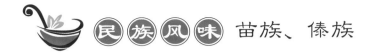 民族风味 苗族、傣族

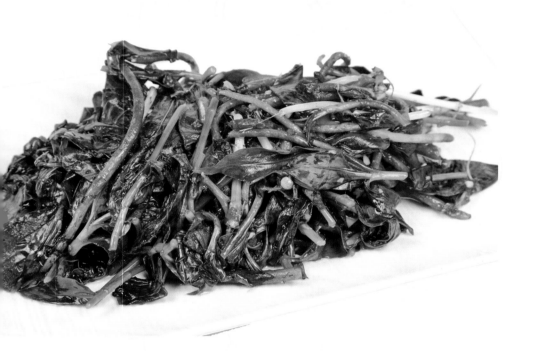

原　料　鸭跖草200g，蒜、辣椒、油、盐各适量。

做　法　将鲜鸭跖草洗净，切成段，锅内放入适量油，加热后放辣椒炒至黄，放入蒜和鸭跖草翻炒，加入适量盐即可。

食疗功效　清热解毒，利水。

使用禁忌　无。

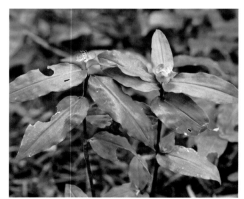

鸭跖草植物图

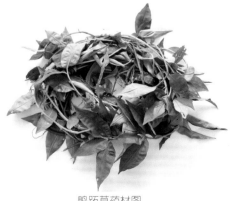

鸭跖草药材图

药材来源　鸭跖草为鸭跖草科鸭趾草属植物鸭跖草 *Commelina communis* Linnaeus的嫩茎叶。

别　名　竹节菜；怕哈难、帕姑烟（傣族名）。

性味归经　甘、淡、寒。归肺、胃、小肠经。

功　效　清热解毒，利水消肿。

药膳食用　鸭跖草煮鸡、腐乳鸭跖草、香菇鸭跖草、鸭跖草汤。

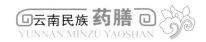 

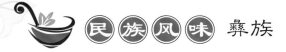 **民族风味** 彝族

# 清炒鹅肠菜

**原　　料**　鹅肠菜300g，豆腐丝25g，盐、植物油、鲜汤各适量。

**做　　法**　用清水浸泡豆腐丝，去豆腥味，鹅肠菜洗净，放入沸水锅中稍烫，切成段。炒锅上火，中油烧至四成热，下豆腐丝略煎，放精盐、火腿丝炒匀，下鹅肠菜和少许鲜汤稍炒，装盘即可。

**食疗功效**　清热解毒、活血、消肿。

**使用禁忌**　无。

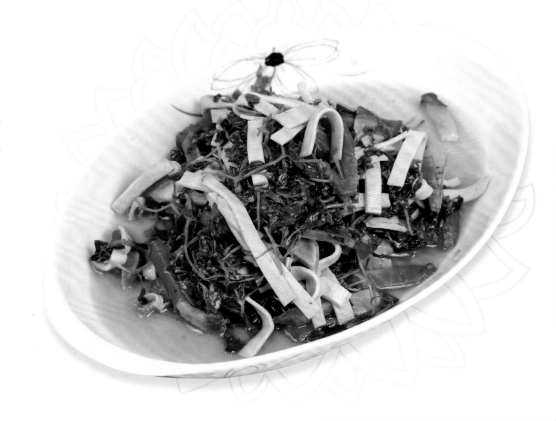

**药材来源**　鹅肠菜为石竹科鹅肠菜属植物鹅肠菜 *Myosoton aquaticum*（Linnaeus）Moench的地上部分。

**别　　名**　牛繁缕、伸筋草；额叠申细苦（彝族名）。

**性味归经**　咸，寒。归肝、肺经。

**功　　效**　清热解毒，活血消肿。

**药膳食用**　鹅肠菜饺子。

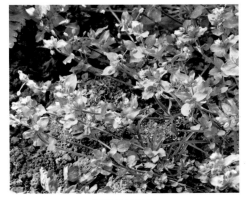

鹅肠菜植物图

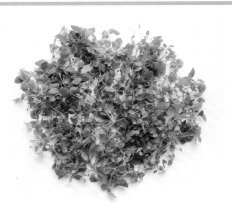

鹅肠菜药材图

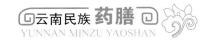
# 续断牛筋汤

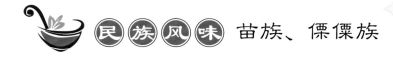
民族风味 苗族、傈僳族

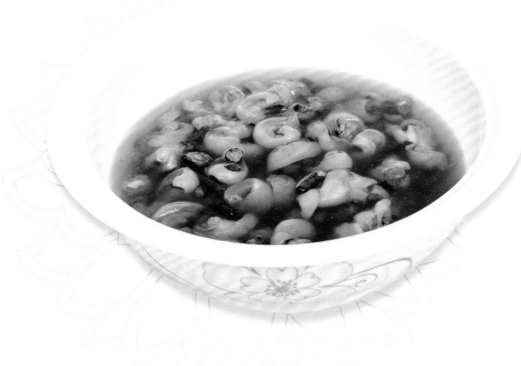

| | | |
|---|---|---|
| 原　　料 | 续断30g，牛蹄筋500g，油、盐、姜适量。 | |
| 做　　法 | 将牛蹄筋洗净，切成小块，放入砂锅中，加入适量的水，大火煮沸后，改用小火炖2小时左右，加入续断，继续煮30分钟即可。 | |
| 食疗功效 | 补益肝肾，壮骨填髓。 | |
| 使用禁忌 | 无。 | |

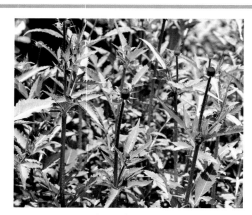

续断植物图

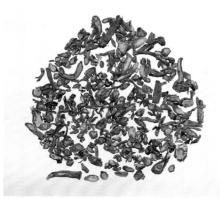

续断药材图

| | |
|---|---|
| 药材来源 | 续断为川续断科川续断属植物川续断 *Dipsacus asper* Wallich ex C. B. Clarke的根。 |
| 别　　名 | 和尚头、鼓槌草、山萝卜、苦小草；俄巴紧（傈僳族名）。 |
| 性味归经 | 苦，辛，微温。归肝、肾经。 |
| 功　　效 | 补肝肾，强筋骨，续折伤，止崩漏。 |
| 药膳食用 | 续断蛋黄汤、续断炖牛肉。 |

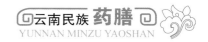

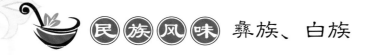 彝族、白族

# 葛根汁

原　　料　鲜葛根100g，蜂蜜适量。

做　　法　新鲜葛根洗净，去皮，切成薄片，放入榨汁机中，加入500ml纯净水，调节到果汁档，按下开始键榨汁，汁榨出后过滤，加入适量蜂蜜搅匀，即可饮用。

食疗功效　生津止渴。

使用禁忌　无。

药材来源　葛根为豆科葛属植物葛*Pueraria montana*（Loureiro）Merrill的根。

别　　名　甘葛、野葛。

性味归经　甘、辛，凉。归脾、胃经。

功　　效　解肌退热，生津，透疹，升阳止泻。

药膳食用　葛根粥、葛根炖鸡、葛根饼、葛根粉粥、葛粉饭、葛根汤、葛根茶、葛粉猪胰汤。

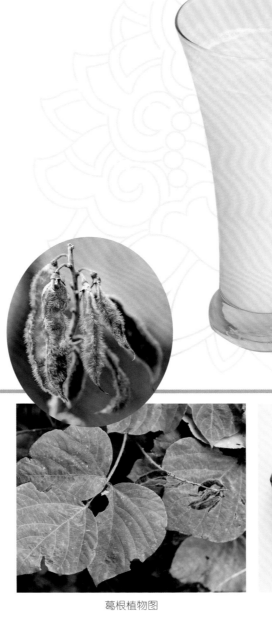

葛根植物图

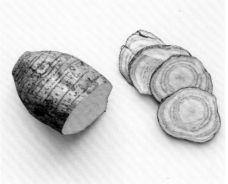

葛根药材图

# 棕树花炒肉丁

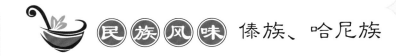

民族风味 傣族、哈尼族

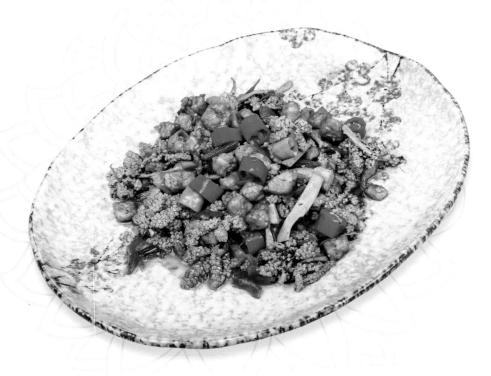

| 原　　料 | 棕树花200g，瘦肉100g，油、盐、辣椒适量。 |
| --- | --- |
| 做　　法 | 棕苞去掉外面老硬的苞片，留一段较嫩的花柄及上面的花穗。刮除花柄上淡黄色的细绒毛，将花柄切成细丝，花穗用手掰成小块，将切好的花柄及掰好的花穗放入清水中浸泡，炒制之前再捞出沥水。里脊肉切成丁。小葱、红辣椒切段。锅内倒入油，大火烧至7成热，放入肉丁滑炒至变色，盛出。锅内重新倒入油，大火烧至七成热，放入红辣椒，待辣椒半熟时放入棕苞翻炒，半熟时放入肉丁，再加入盐调味。出锅前撒入小葱段，翻炒均匀即可。 |
| 食疗功效 | 降血压、解表驱寒、泻热去暑。 |
| 使用禁忌 | 脾胃虚寒者慎服。 |

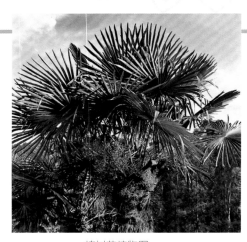

棕树花植物图

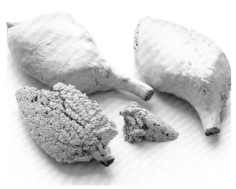

棕树花药材图

| 药材来源 | 棕树花为棕榈科棕榈属植物棕榈 *Trachycarpus fortunei*（Hook.f.）H.Wendl. 的花。 |
| --- | --- |
| 别　　名 | 棕树、棕衣树、大棕、小棕根。 |
| 性味归经 | 苦、涩，平。归肝、脾经。 |
| 功　　效 | 用于泻痢，肠风，崩中带下。 |
| 药膳食用 | 棕树花饼、棕树花炒腊肉、棕树花炖鸡、棕树花烧汤。 |

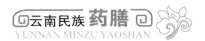 
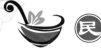 **民族风味** 白族、哈尼族、彝族

## 紫茉莉炖猪小肚

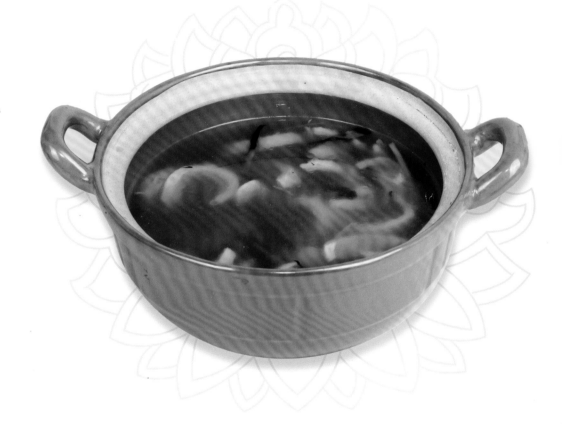

**原　　料** 鲜紫茉莉根60g，猪膀胱2个，油、盐适量。

**做　　法** 鲜紫茉莉根洗净，切成薄片，猪膀胱内水液挤净，水洗干净，与鲜紫茉利根一同放砂锅内煮2~3小时，放盐，药汤肉全部服用。

**食疗功效** 消炎。对前列腺有较好疗效。

**使用禁忌** 无。

---

**药材来源** 紫茉莉为紫茉莉科紫茉莉属植物紫茉莉 *Mirabilis jalapa* Linnaeus的根。

**别　　名** 胭脂粉花、紫丁香；糯外娘（傣族名）、拜黑（彝族名）、百方护菊（白族名）。

**性　　味** 甘、淡，凉。

**功　　效** 清热利湿，利尿消肿，活血散瘀。

**药膳食用** 紫茉莉煮猪心。

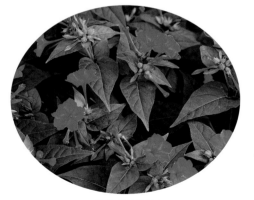

紫茉莉植物图

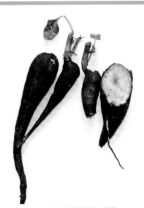

紫茉莉药材图

# 蒲公英锅贴

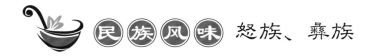

民族风味 怒族、彝族

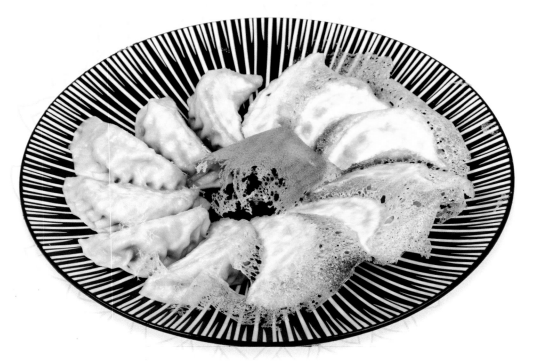

| 原　　料 | 蒲公英100g，猪瘦肉200g，盐、油适量。 |
|---|---|
| 做　　法 | 将蒲公英幼株、嫩芽择洗干净，切碎、晾干水分备用；将肉剁成肉末，加入适量的盐，并将晾干的蒲公英加入，搅拌均匀，做成肉馅。将和好的面弄成小团，擀成饺皮，包上肉馅，锅中加入适量的油，加热，放入包好的饺子，煎熟至黄。 |
| 食疗功效 | 清热解毒，散结消肿。 |
| 使用禁忌 | 腹泻、肝炎、肾炎、胆囊炎、冠心病患者忌食。 |

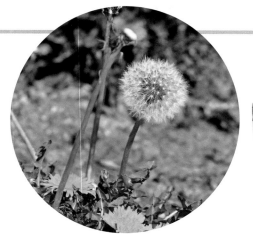

蒲公英植物图

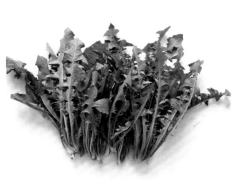

蒲公英药材图

| 药材来源 | 蒲公英为菊科蒲公英属植物蒲公英 *Taraxacum mongolicum* Handel-Mazzetti.的嫩叶。 |
|---|---|
| 别　　名 | 黄花地丁、乳汁草、婆婆丁、地丁草、小菜花。 |
| 性味归经 | 苦、甘，寒。归肝、胃经。 |
| 功　　效 | 清热解毒，消肿散结，利尿通淋。 |
| 药膳食用 | 蒲公英炒鸡蛋、凉拌蒲公英、蒜蓉蒲公英、蒲公英粳米粥、鸡丝汤、蒲公英饺子。 |

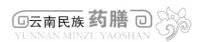

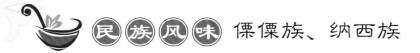
民族风味 傈僳族、纳西族

# 槐花芝麻肉饼

原　　料　鲜嫩槐花200g，面粉150g，猪肉100g，油、盐、鸡蛋、葱、芝麻等各适量。

做　　法　猪肉剁成肉末，与槐花、鸡蛋液、干淀粉、葱、盐、油等调成肉泥。芝麻炒熟。将槐花肉泥挤成丸子，粘上芝麻压成圆饼。热锅上油，烧至六成热，将槐花圆饼逐个炸至金黄色捞出，沥干油即可。

食疗功效　滋阴润燥，补益肝肾，凉血明目。

使用禁忌　无。

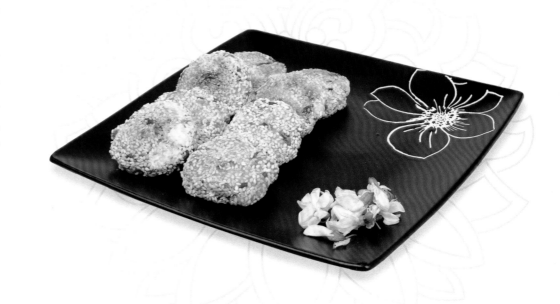

药材来源　槐花为蝶形花科槐属植物槐*Sophora japonica* Linnaeus的花及花蕾。

别　　名　槐树、槐花、槐角；比神张子（傈僳族名）。

性味归经　苦，微寒。归肝、大肠经。

功　　效　凉血止血，清肝泻火。

药膳食用　槐花炒鸡蛋、槐花糯米粥、槐花包子、凉拌槐花、槐花茶、槐花饺子。

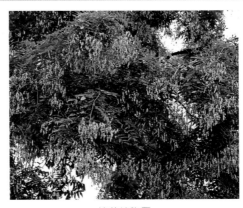
槐花植物图

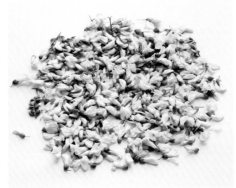
槐花药材图

# 蜜汁地参

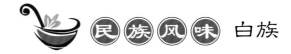

民族风味 白族

原　　料　　干地参100g，蜂蜜、油适量。

做　　法　　干地参漂洗干净，在锅内加入适量沙拉油，烧至五分热，放入地参，转中火，将地参炸至体积膨胀约1倍、呈金黄色时，捞出沥干。加入适量蜂蜜，翻炒拌匀即可。

食疗功效　　祛火，提神醒脑，开胃化食，补肝肾两虚，强腰膝筋骨。

使用禁忌　　无。

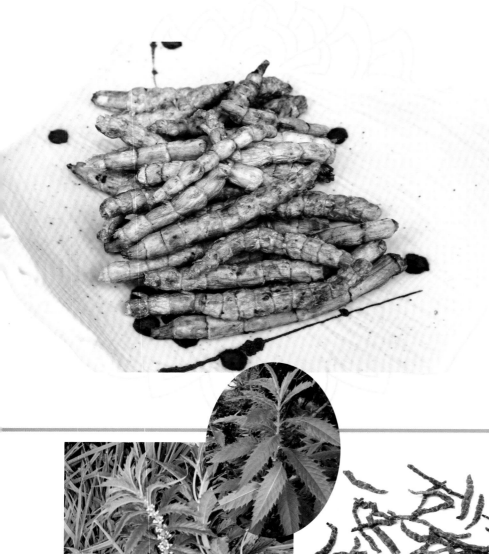

地参植物图　　　　地参药材图

药材来源　　地参为唇形科地笋属植物地笋*Lycopus lucidus* Turczaninow ex Bentham的根。

别　　名　　提娄、地蚕子。

性味归经　　苦、辛，微温。归肝、脾经。

功　　效　　活血化瘀，行水消肿，解毒消痈。

药膳食用　　地参粥、焖地参、地参汁、龙虾地参、麻仁地参、拔丝地参、地参乌鸡汤、腊鸭烧地参、干地参炖排骨。

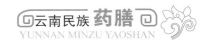 
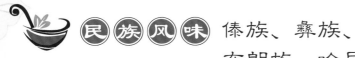 **民族风味** 傣族、彝族、
布朗族、哈尼族

# 薏仁减肥茶

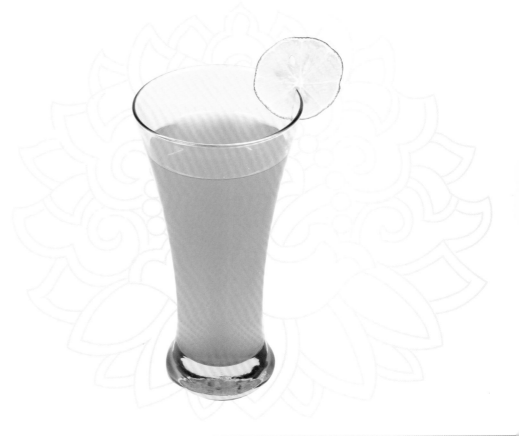

| | |
|---|---|
| 原　　料 | 薏苡仁米20g，陈皮5g，荷叶5g，山楂15粒，冰糖适量。 |
| 做　　法 | 将荷叶、山楂、薏苡仁米和陈皮清洗干净；陈皮泡软后刮去白瓤；将上述材料放入锅中，注入适量水，大火煮开，转小火煲30分钟；放入冰糖，待冰糖融化后即可关火饮用。 |
| 食疗功效 | 调理脾胃，清肠排毒，降脂减肥，美白、改善肤质。 |
| 使用禁忌 | 无 |

| | |
|---|---|
| **药材来源** | 薏仁为禾本科薏苡属植物薏苡*Coix lachryma-jobi Linnaeus*的变种，又叫做薏苡仁、苡米、苡仁等。 |
| **别　　名** | 川谷、野绿米、鼻涕珠、野薏米、菩提子。 |
| **性味归经** | 甘、淡，凉。归脾、胃、肺经。 |
| **功　　效** | 补脾健胃，利尿，清热排脓，补肺。 |
| **药膳食用** | 薏米焖猪脚、红豆薏米粥、红枣薏米粥、薏米绿豆奶、柠檬薏米水、荷叶山楂、淮山薏米糊、木瓜薏米粥、紫糯薏米粥、芝麻桃仁薏米汤、薏米牛肉汤、米雪耳汤。 |

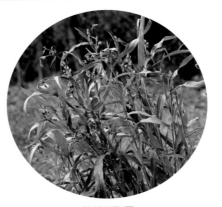

薏苡植物图

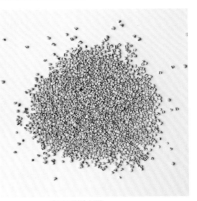

薏仁药材图

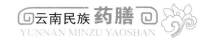
# 翻白叶蜂蜜水

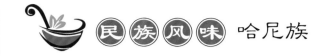
民 族 风 味 哈尼族

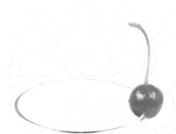

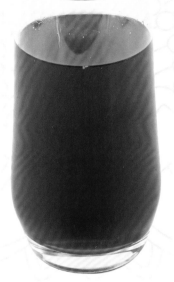

| | |
|---|---|
| 原　　料 | 翻白叶100g，蜂蜜50g。 |
| 做　　法 | 翻白叶洗净，加1200毫升水煎至约300毫升，加蜂蜜混均匀后服。 |
| 食疗功效 | 温中散寒，活血化瘀，收敛止血。 |
| 使用禁忌 | 无。 |

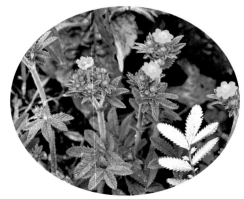

翻白叶植物图

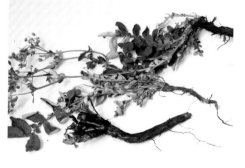

翻白叶药材图

| | |
|---|---|
| **药材来源** | 翻白叶为蔷薇科委陵菜属植物西南委陵菜 *Potentilla lineata* Treviranus的全草。 |
| **别　　名** | 翻白地榆、翻白草、翻白叶、银毛委陵菜；老勒龙（德昂族名）、腊梗（景颇族名） |
| **性味归经** | 苦、涩，寒。归胃、肺、大肠经。 |
| **功　　效** | 收敛止泻，凉血止血，清热解毒，消炎。 |

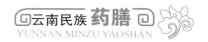

# 拉丁学名索引

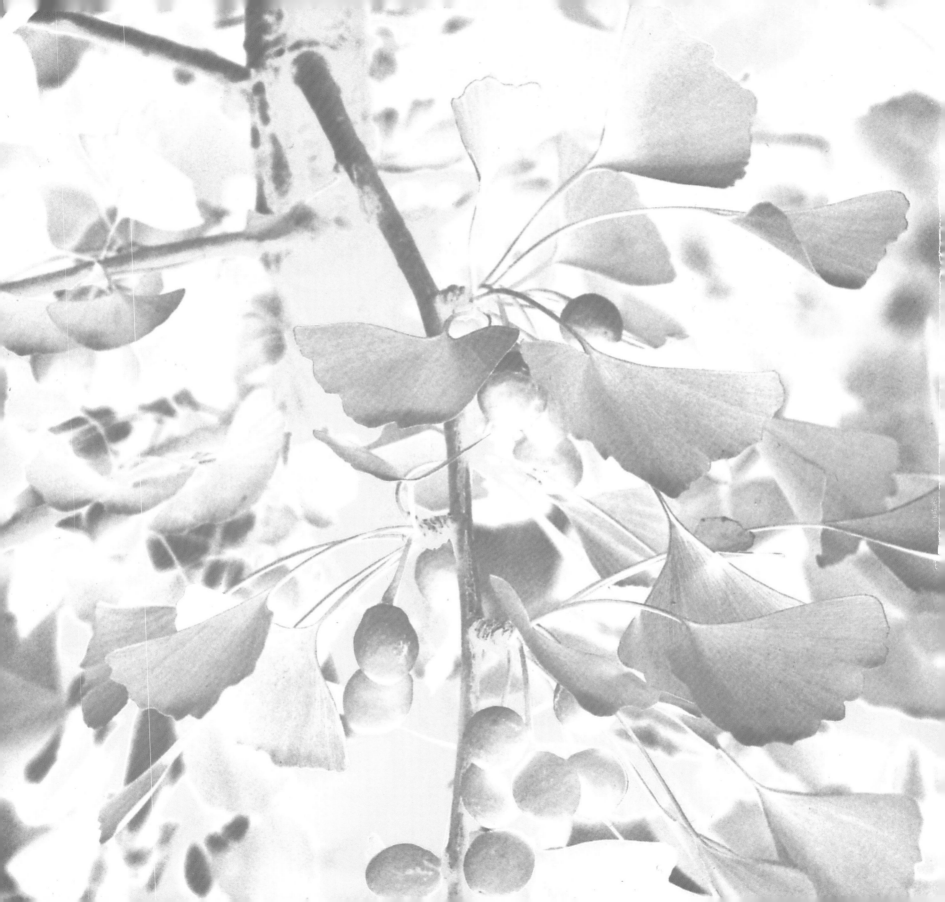